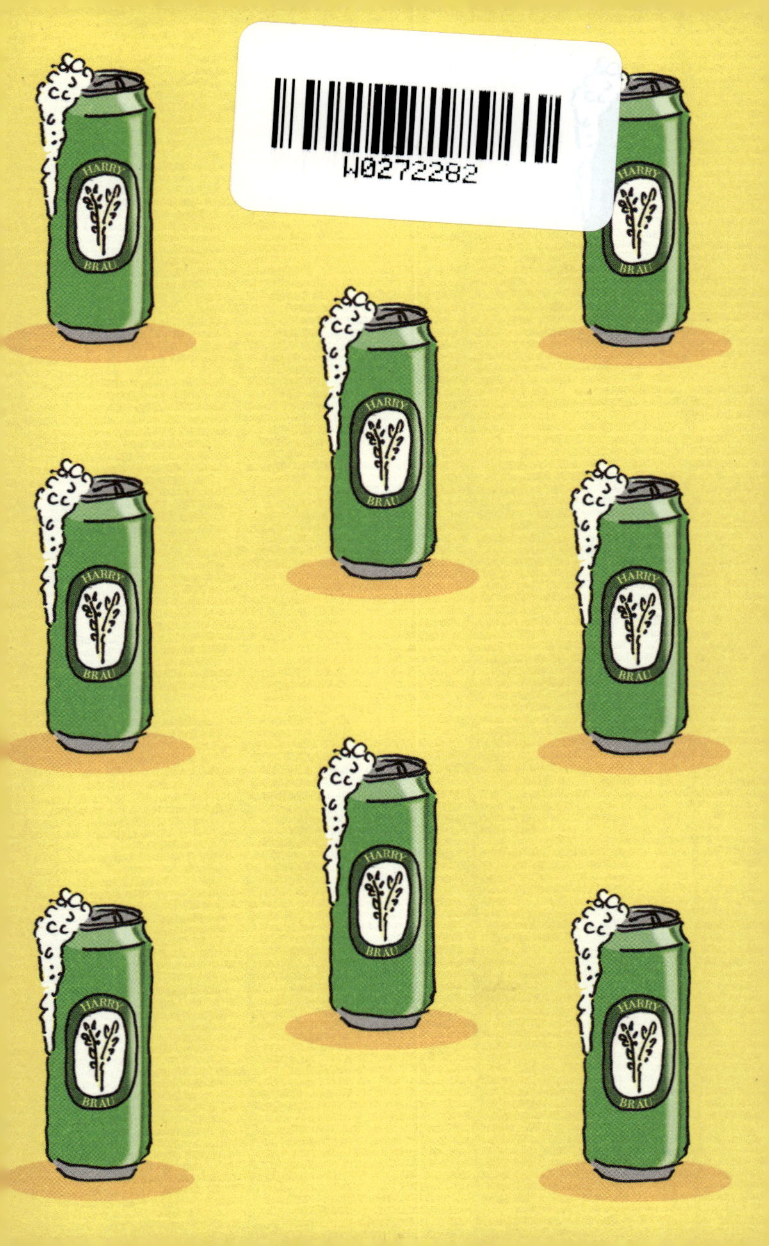
HARRY
BRAU

Constantin Gillies

Restewampe

Constantin Gillies

RESTEWAMPE

Gibt es für Männer
ein Leben nach vierzig?

List

List ist ein Verlag der
Ullstein Buchverlage GmbH

ISBN 978-3-471-35063-8

Illustrationen im Innenteil: Constantin Gillies
Gesetzt aus der Novarese Book
Satz: LVD GmbH, Berlin
Druck und Bindearbeiten: CPI – Clausen & Bosse, Leck
Printed in Germany

Einleitung

Was denn – schon vierzig, Alter? Hast du nicht erst gestern mit deiner Bande in der Kiesgrube »Ein Colt für alle Fälle« nachgespielt? Oder vor dem C64 gehockt und »Forever Young« gepfiffen. Und jetzt bist zu vierzig, du alter Sack? Na, herzlichen Glückwunsch, nun aber husch, husch ab in die Midlife-Crisis.

Obwohl: Muss es nach dem Bergfest wirklich bergab gehen? Zugegeben, in der Mitte entspringt ein Frust: Ab vierzig quillt jeder Keks nach drei Minuten über dem Gürtel als Fettbeule raus. Auf dem Kopf gibt es immer mehr lichte Momente, und ohne opamäßige Lesebrille kannst du nicht mal nachschauen, wie viele Haare noch da sind. Die Welt wird immer unschärfer, genau wie du. Obendrein quälen einen Mann in der Lebensmitte Tag und Nacht zwei geradezu existenzielle Fragen:

1. Werde ich noch mal Sex mit einer jungen Frau haben, ohne dafür bezahlen zu müssen?
2. Kann man über vierzig überhaupt noch cool sein?

Die Antworten sind ganz einfach:

1. Wahrscheinlich nicht.
2. Unbedingt!

Jawohl, es ist möglich: Man kann jenseits der vierzig cool sein. Natürlich nicht auf die gleiche Mickey-Rourke-Art wie früher: Wenn du heute irgendwo reinkommst, dreht sich niemand um oder rammt seinem Nachbarn gar den Ellenbogen in die Rippe, damit der sieht, was du für ein super Typ bist. Das Maximum, was du rausholen kannst, ist die passive Variante – die Leute denken: »Gar nicht mal so uncool für sein Alter«. Aber es könnte schlimmer sein, oder?

Es gibt also keinen Grund, eine Krise zu kriegen. Willkommen in der zweiten Halbzeit!

Allerdings gelten ab jetzt neue Regeln. Eine davon lautet: Ab vierzig bist du von Wahnsinn und Wahnsinnigen umgeben. Bislang völlig nebensächliche Dinge werden bei deinen Freunden plötzlich zum Lebensinhalt. Essen zum Beispiel: Denn mit vierzig verlieren Menschen ihre Ernährungsunschuld und nehmen Essen nur noch als Kalorien wahr, die es möglichst schnell zu verbrennen gilt. Ehemals handfeste Kumpels fangen an, statt von Motoren- nur noch von Olivenöl zu schwafeln, verschmähen Kaffee ohne perfekte »Crema« und essen ausschließlich Alligatorfleisch aus der Region.

Doch muss man deshalb sofort zum spaßfreien Lighthammel mutieren, der seine restlichen Jahre depressiv auf (G)reiswaffeln herumkaut? Muss man nicht. Der Kalorienwahn heute ist bloß wie die Bundesjugendspiele früher: Keiner will hin, aber alle machen mit, um nicht unsportlich rüberzukommen. Dieses praktische Handbuch zeigt dir, woran die kaloriphobischen Crema-Seelen zu erkennen sind und wo es noch Essen wie bei Muttern gibt.

Daneben werden hier Hobbys vorgestellt, die du in der zweiten Halbzeit neu entdecken wirst – orgiastische Freuden wie die Müllentsorgung zum Beispiel. Ab sofort ist Sperrmülltag für dich der höchste Feiertag, und nichts macht dich heißer, als wenn dir die Lady eine Kiste alter Schuhe in die Hand drückt und ins Ohr haucht: »Entsorg's mir – aber richtig!« Wird die Arbeit am müllfreien Haushalt zu mühselig, kannst du dich jederzeit in einen Wellness-Kurzurlaub namens Dienstreise abseilen. Und dafür wirst du auch noch entlohnt! Nicht mit Geld, nein, mit der einzigen Währung, die dich als reifer Mensch überhaupt noch interessiert: Flugmeilen. Um sie einzusacken, bist du bereit, von Hamburg nach Düsseldorf über die Mongolei zu fliegen.

Überhaupt hat das Gekleckere endlich ein Ende. Als Mittelalter hast du die Mittel, Alter! Zum Beispiel, um das Aal-Prinzip anzuwenden – die Abkürzung steht für »andere arbeiten lassen«. Wer vierzig ist, zeigt Mut zum Service: Drinnen feudelt die Putzfrau, draußen malocht der Gartenprofi, und du kannst dich endlich auf das so genannte Sichtgärtnern beschränken: eine Stunde lang bewegungslos den Gardena-Sprühkopf aufs Blumenbeet richten, sodass die Lady nachher denkt, du hättest dich angestrengt.

Doch dieses Buch hilft dir auch in den brenzligen Momenten der zweiten Halbzeit, wenn Coolheit oder Bandscheibe massiv bedroht werden: Was etwa tun, wenn einer dieser ewigen Studenten unter deinen Kumpels fragt, ob du ihm beim Umzug hilfst? Wie übersteht man den Event, von dem sich alle wünschen, er fände in totaler Dunkelheit statt – das Ehemaligentreffen? Und was kann man tun, um nicht beim Marathon vom Greis-Lauf-Kollaps niedergestreckt zu werden?

In allen Lebenslagen helfen übrigens vorbildliche Herren weit jenseits der Lebensmitte weiter: Actionwalze Chuck Norris macht dir vor, wie man eine altersgemäße Sportart auswählt, die ohne Bindestrich im Namen auskommt. Ein Blick auf die Garderobe von Udo Jürgens gibt die modische Richtung für die Lebensmitte vor. Und die coolste Sau von allen, dein Dad, bringt dir bei, wie man Kinder bis zum Lebensende traumatisiert – Stichwort: Mamas Dessous-Show unterm Weihnachtsbaum.

Eines gilt es vor allem zu verhindern: dass du ein Junggebliebener wirst. Denn das ist die traurigste Form des mittelalten Mannes. Typen wie diese denken, sie könnten für immer ein Teenager bleiben, wenn sie es nur doll genug probieren – und enden wie Thomas Gottschalk. Ebenso gilt: In Würde zu altern ist was für

Leute, die Angst haben, es in der zweiten Halbzeit noch mal richtig krachen zu lassen. Es gibt dazwischen einen goldenen Midlife-Weg – und den findest du in diesem Buch.

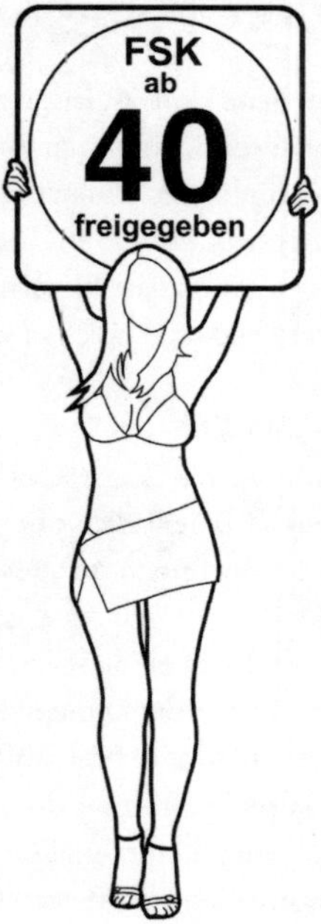

Wie alt bin ich wirklich? Ein Selbsttest

Man ist so alt wie man sich fühlt. Dieser Spruch ist total für die Tonne, gerade für Männer. Denn mal ehrlich: Gefühlt bist du immer noch fünfzehn – zumindest was die Bedeutung des Themas Sex in deinem Leben angeht. Deshalb hier, bevor die Rundreise durch das finstere mittlere Alter beginnt, ein kleiner Test, der dir ganz objektiv zeigt, wie alt du wirklich bist.

Dazu von anderen eine klare Aussage zu kriegen ist nämlich unmöglich. Der Grund: Ab einem gewissen Jahrgang rotten sich greise Menschen zu einem Geheimbund zusammen, der ein bisschen wie der Fight Club funktioniert. Die Mitglieder müssen sich nur an eine Regel halten: *Sag niemals ehrlich, wie alt jemand anders wirklich aussieht! Dann wird er es auch nicht tun.*

Wie gut dieser Nichtangriffspakt funktioniert zeigt sich auf ➛ Ehemaligentreffen, wo die Gespräche fast zu 100 Prozent aus Heucheleien wie »Du hast dich aber unverschämt gut gehalten« oder »Du siehst noch genauso aus wie früher« bestehen.

Wenn du wissen willst, wie alt du tatsächlich wirkst, solltest du also niemals deine Lady oder Kumpels fragen. Sie werden dir schamlos ins Gesicht lügen! Nein, als echter Mann mit ➛ Sozialallergie vertraust du lieber der kalten Objektivität der Wissenschaft als sentimentalem Rumgemenschel. Deshalb hier der ultimative Selbsttest zur Frage »Wie alt bist du?«. Einfach die Fragen beantworten und am Schluss die Punkte zusammenzählen. Los geht's:

DU FÄHRST ALLEINE AUTO. WIE SIEHT DEIN UNTERHALTUNGSPROGRAMM AUS?

❶ »Picknicker« von den Fantas reinschmeißen, die Anlage voll aufreißen, alle Fenster runterlassen.
❷ »Picknicker« von den Fantas reinschmeißen, die Anlage voll aufreißen, alle Fenster hochkurbeln – damit an der Ampel keiner deinen Altherren-Kram hört.
❸ Deutschlandfunk in Zimmerlautstärke anstellen.

DEINE VORSTELLUNG VON SPASS IST:

❶ Silbertierchen im Bad jagen.
❷ Silberbesteck von Robbe & Gerking putzen.
❸ Eine Sendung mit Florian Silbereisen gucken.

DEN LETZTEN FILM VON MICHAEL BAY (BEKANNT DURCH GEISTSTREIFEN WIE »TRANSFORMERS«) HAST DU GESEHEN …

❶ Bei der Sneak Preview um Mitternacht – mit versteckten Bierdosen im Jackenärmel, weil Getränke im Kino so scheißteuer sind.
❷ Als er auf DVD rauskam.
❸ Als die ARD ihn endlich um 20.15 Uhr ausstrahlte. Allerdings hast du ihn nicht wirklich gesehen, weil du schon nach der Wettervorhersage eingeschlafen bist.

DEIN PROGRAMM FÜR EINEN LAUEN SOMMERABEND:

❶ Sich im Biergarten die Kante geben.
❷ Den Rasen mit dem Kantenschneider stutzen.
❸ Denken: »Wahnsinn, schon wieder Sommer. Kann nicht glauben, dass echt ein Jahr rum ist. Vor drei Tagen war

doch erst Ostern. Junge, Junge, wie die Zeit rast, und überhaupt ...«

DU BIST ZU EINER WOHNUNGSEINWEIHUNGSPARTY EINGELADEN. WAS TUST DU BEIM REINKOMMEN?

❶ Erstmal die Isomatte abladen.
❷ Den Gastgeber fragen: »Wie ist der Vermieter drauf?«
❸ Den Gastgeber fragen: »Wo hast du die Finanzierung klargemacht?«

WORÜBER KANNST DU DICH SO RICHTIG AUFREGEN?

❶ Den Hunger in der Welt.
❷ Dass eine Kinokarte mittlerweile fast so viel kostet wie eine verdammte DVD.
❸ Wenn dein Lieblings-Spinning-Trainer einfach so das Fitness-Studio wechselt.

IM FERNSEHEN WIRD »ROCKY« WIEDERHOLT. ES LÄUFT GERADE DIE SZENE, WO STALLONE SICH DAS ROHE EI RUNTERKIPPT. DU DENKST ...

❶ Wow, der ist hart drauf!
❷ Rocky kann alles schaffen, wenn er nur will.
Ab morgen werde ich auch Treppen rauf- und runterjoggen!
❸ Ist der völlig wahnsinnig geworden sich so eine LDL-Cholesterin-Bombe reinzutun? Von den Salmonellen, die da drin sein könnten, ganz zu schweigen. Und das zeigt der Sender um eine Uhrzeit, zu der Kinder vorm Fernseher sitzen ...

OHNE WELCHES ACCESSOIRE VERLÄSST DU NIEMALS DAS HAUS?

❶ Flaschenöffner
❷ iPod
❸ ADAC-Auslandsschutzbrief

Auswertung:

Wenn du jetzt die jeweiligen Punkte zusammenzählst, die vor deiner jeweiligen Antwort stehen, hast du dein tatsächliches Alter schwarz auf weiß. Als echter Mann stellst du dich dem Resultat natürlich ohne Wenn und Aber – schließlich schummeln nur Frauen bei ihrem Geburtstag oder versuchen, die Falten am Hals wegzucremen (übrigens aussichtslos). Bei Tests wie diesem zeigt sich eben, was einen reifen Menschen ausmacht: Dass er mit der Biologie im Einklang lebt.

In diesem Sinne hier die schonungslose Auswertung:

1 bis 8 Punkte: Du bist nicht alt.
9 bis 16 Punkte: Du bist nicht alt.
17 bis 24 Punkte: Du bist nicht alt.

Du siehst: Die Lage ist nicht halb so ernst, wie du dachtest. Was dich wirklich an Alterserscheinungen und Schrecken in der zweiten Lebenshalbzeit erwartet, zeigt dir die folgende Aufstellung.

(Hinweis: Sollte im Folgenden von einem alten Menschen die Rede sein, betrifft das natürlich nur, sagen wir mal, »einen Freund« von dir, der gerade vierzig geworden ist.)

40. Geburtstag

Ein brutal überschätztes Datum. Manche Kollegen denken allen Ernstes, dass am 40. Geburtstag mit ihnen etwas Dramatisches passiert. Dass sie am Vorabend als energiegeladener Youngster ins Bett gehen und am nächsten Morgen als dementer Greis aufwachen.

Das ist natürlich völliger Quatsch. Niemand mutiert exakt am 40. Geburtstag zu einem alten Sack. Das passiert viel früher. Das Alter schleicht sich auf leisen Sohlen an, schon lange vor dem gefürchteten Stichtag, nicht mit großem Trara, sondern ganz nebenbei. Irgendeine Kleinigkeit passiert, und plötzlich durchzuckt es dich: Ich-bin-alt!

Zum Beispiel: Du sitzt beim Friseur. Die nette Azubine ist fast schon fertig mit dem Schneiden. Noch einmal kurz die Koteletten mit der Maschine ausdünnen – fertig. Oder doch nicht? Anstatt den Rasierer auszustellen, fuhrwerkt sie mit dem Teil weiter an der Seite rum, und zwar verdächtig lange. Du wirst misstrauisch und guckst in den Spiegel – und siehst, was sie da treibt: Sie macht die ersten Haare am Ohr weg. Am *Ohr*! Horror! Ab *da* geht es wirklich bergab, nicht erst zum 40. Geburtstag!

Es ist wie beim Fußball: Du steigst nicht in die Zauselliga ab, weil du ein Endspiel versemmelst, sondern weil du im Lauf der Saison viele kleine, grausame Niederlagen kassierst.

Zu den beliebtesten Ich-bin-alt-Momenten neben dem ersten Ohrenhaarschnitt gehören:

- wenn ein Bundesminister vereidigt wird, der jünger ist als du.
- wenn du den Radiosender, in dem die Moderatoren ihre Hörer duzen, wegdrehst und zu einer Station wechselst, die dich siezt.
- wenn du bei *Word* die Schriftgröße auf 125 Prozent hochdrehen musst.
- wenn das Auto, von dem du immer geträumt hast, nur noch mit »H«-Kennzeichen auf der Straße rumfährt.
- wenn du bei einer Geiselnahme zu denen gehörst, die wahrscheinlich als Erste freigelassen werden.
- wenn du das erste Mal einen Satz bildest, der die Worte »Jugend« und »von heute« enthält.

Aaaahhh

Als Teenie gibt es nur eine Sache, die wirklich anstrengend ist: morgens aufstehen. Das ändert sich spätestens mit vierzig: Ab dann ist jede Art von Aufstehen anstrengend. Egal, ob du im Bürostuhl, Fernsehsessel oder Autositz Platz genommen hast – das Aufgeben der sitzenden Position kostet immens Kraft, eigentlich genau wie alles andere außer Schlafen. Langsam verstehst du, was an dem folgenden alten britischen Witz so funny ist:

SIE: »Lass uns nach oben gehen und Liebe machen!«

ER: »Darling, du musst dich schon entscheiden – beides geht nicht!«

Dass jede Art von Bewegung für den gesetzten Herrn äußerst strapaziös ist, darf die Umgebung ruhig erfahren. Deshalb gibt er bei jedem Lagenwechsel laute Signalgeräusche von sich. Beim Hinsetzen entfährt ihm ein wohliges »Aaaaaahh«, als habe er gerade einen Triathlon hinter sich gebracht. Jedes lästige Aufstehen dagegen wird mit einem qualvoll gestöhnten »Ääääääh« angekündigt. Anschließend ist einem zehn Sekunden lang schwarz vor Augen, weil – Achtung: klassischer Alter-Sack-Ausspruch – »der Kreislauf mal wieder im Keller ist«.

Richtig laut wird es im Fitness-Studio. Hier gibt der gesetzte Gewichtestemmer Töne von sich, die dezibelmäßig irgendwo zwischen Pavian-Brunftschrei und startendem Tornado-Jet liegen. Ja, es ist ganz schön anstrengend, sich im Alter fit zu halten, und jeder darf es hören.

Besonders dynamisch kommt dieser Soundtrack nicht rüber. Deshalb solltest du die Aufsteh- und Hinsetzgeräusche auf ein Minimum reduzieren. Oder einfach sitzen bleiben.

AAL-PRINZIP

Wer die vierzig erreicht, sollte sich von der Ikea-Methode verabschieden. Selbermachen war gestern – willkommen in der wunderbaren Welt der Arbeitsteilung.

Erster Stopp: das liebe Auto. Selbst ist der Mann? Quatsch. Selbst ist der Manni – alle anderen *lassen* ihr Öl wechseln, ihre Winterreifen abschrauben und ihre Karre waschen.

Und mit Service geht es weiter: Am Flughafen engagierst du ab sofort einen Profi, der den Schuhkoffer deiner Lady, für den ohnehin schon 100 Euro Übergewichtszuschlag fällig waren, zum Mietwagen schleift. Deinen Umzug führen freundliche Herren aus dem EU-nahen Raum durch. Bügeln und Putzen werden ebenfalls outgesourced.

Kurz gesagt: Du wendest ab jetzt in allen Lebenslagen das Aal-Prinzip an – das nichts anderes bedeutet als: *andere arbeiten lassen.*

Klar muss man sich das leisten können, doch im

Grunde genommen gibt es keine Alternative zum Aal-Prinzip. Denn wer mit vierzig unbedingt auf Rüdiger Nehberg machen will und weiter alles selbst erledigt, riskiert, die Hälfte des Jahres mit einem ABC-Pflaster auf dem Rücken rumzulaufen (➤ Aufwärmzwang). Also: Mehr Mut zum Service!

Leicht wird diese Umstellung allerdings nicht. Vor allem die Frau an deiner Seite kann sich nur schlecht damit abfinden, die Fäden aus der Hand zu geben. Sie findet nichts ungewöhnlich daran, am Abend, *bevor* die Putzfrau kommt, nochmal durch die Bude zu feudeln, bis ihr die Finger bluten. Am Ende glänzt die Wohnung wie neu, und das Einzige, was der Reinigungskraft zu tun bleibt, ist, den Staub von den hingelegten Euroscheinen zu pusten. Und warum? »Damit sie sieht, was für einen hohen Sauberkeitsstandard wir hier haben«, verkündet die Lady.

Ehrlich gesagt kommen auch manche Männer nicht sofort mit ihrer Rolle als Auftraggeber klar. Klingelt zum Beispiel die Putzfrau zum Antrittsbesuch, drucksen sie rum wie beim ersten Präser-Kauf im Drogeriemarkt. »Ja, es wäre toll, wenn Sie ein bisschen …«, wird in den Bart gemurmelt. Völlig falsch! Wer so studimäßig seine Order ausgibt, kriegt auch ein studimäßiges Ergebnis: Wenn die Putzfrau geht, sieht die Bude aus wie damals, als wieder keiner Bock hatte, in der WG aufzuräumen.

Um solche Service-Pannen zu verhindern, hier eine kurze Anleitung zum Bedienenlassen:

- »Mit siebzehn sagte ich still, ich will …« – Hildegard Knef sang es, und mit vierzig sagst du es laut und deutlich. Dienstleister aller Art freuen sich über eine präzise Ansage. Du solltest der Putzfrau freundlich darlegen, was zu tun ist – oder besser noch: kurz aufschreiben.
- Wie hat es Detlev D. Soost, der Ober-Einpeitscher aus »Popstars«, einmal so schön formuliert? »Kein Applaus für Scheiße.« Genau das sollte dein Motto im Umgang mit Dienstleistern sein. Die Welt ist keine Kuschelecke. Ist die Bude nicht sauber, der Wagen nicht ordentlich gewartet oder die Möbel nach dem Umzug angekratzt, beschwert sich der erwachsene Mensch selbstverständlich. Nur ➤ Junggebliebene lassen sich alles gefallen.

Sicher: Aller Anfang ist schwer. Aber auch du wirst bald lernen, das Aal-Prinzip erfolgreich anzuwenden. Ehe du dich versiehst, klagst du darüber, wie schwer es ist »gute Leute zu finden«.*

* Wichtiger Hinweis: Erfahrene Reinigungskräfte können sich jederzeit beim Autor melden.

ALTE SCHULE

Ab vierzig entwickelt man einige Unverträglichkeiten: gegen Gluten, gegen Laktose und vor allem gegen rüpelhaftes Verhalten. Allein das Wort »rüpelhaft« zu verwenden zeigt schon, wie alt man wirklich ist. Du bist dir jedenfalls sicher: Unhöflichkeit, schlechtes Benehmen und fehlende Manieren haben sich in letzter Zeit zu einer echten Seuche entwickelt! Vor allem bei der Jugend. Diese Damen und Herren wollen dir einfach nicht den Respekt entgegenbringen, den du dir zwar nicht verdient hast, der sich aber so schön anfühlt. Ein Beispiel: Du redest gerade mit einem Kollegen über die aktuelle Lage auf dem Bundesliga-Transfermarkt – und sein Blag quatscht dazwischen, einfach so. In diesem Fall *muss* sofort eine volle Breitseite abgefeuert werden: »Du, wir haben hier was Wichtiges zu besprechen. Vielleicht hat dir das dein Papa noch nicht gesagt, aber wenn Erwachsene reden …« Und so weiter. Danach wird sich dein Kumpel zwar nie wieder bei dir melden, aber immerhin hast du seinem Kind Manieren beigebracht.

Ja, es macht Spaß, den einsamen Knigge-Rächer zu geben. Nach einiger Zeit gehst du in der Rolle des passiv-aggressiven Manierenwartes voll auf. Dein Gegenüber in der U-Bahn gähnt mit offenem Mund? Dann wird »Kann ich Ihnen eine Hand leihen« in den Bart gemurmelt, und zwar in genau der kauzigen Art, dass es gerade noch zu verstehen ist, aber man nicht gleich eine aufs Maul kriegt. Blitzartig ahndest du auch Rülpsen, Fäkalsprache, mangelhafte Besteckbenutzung am Nachbartisch im Restaurant, zu spät abgeschickte Dankeskarten nach Hochzeitsgeschenken etc. Jawoll: Lass dich auf deinem Kreuzzug für mehr Etikette bloß nicht unterkriegen! Im Zweifel wirfst du den unhöflichen Horden einfach den Klassiker an den Kopf: »Das kann doch nicht so schwer sein!«

ALTERS-AUTISMUS

Vierzig zu sein bedeutet: Du hast vierzig Jahre Zeit gehabt, dich auf dieser Welt einzurichten. Und du hast dich ziemlich gut eingerichtet – man könnte sogar sagen, *perfekt*! Alles hat seinen Platz, sämtliche Abläufe sind minutiös getaktet, alles ist bis ins Detail durchorganisiert. Vor allem hast du klargestellt, was Mein ist und was Dein. Du hast deine persönliche Nagelschere hinter den Q-Tips im Bad versteckt, weil die Lady sie sonst wieder benutzt und danach auf dem Waschbecken liegen lässt – wo sie verdammt nochmal rostet! Das gleiche Spiel mit der Schuhbürste: Deine eigene, für braune Schuhe, hast du – ha! – unsichtbar unter den Schreibtisch geschoben, damit diese Messie-

Schlampe sie nicht wieder für ihre schwarzen Stiefel benutzt. Und wehe, jemand gießt dir irgendwo einen Kaffee nach, obwohl noch eine Pfütze unten in der Tasse steht – *dann kann sich dieser beschissene Ignorant eine Packung abholen*! Weiß doch jedes Kind, dass die Plörre dann nach Schweiß schmeckt.

Natürlich hast du recht: Wie du es machst, ist es richtig, mit männlicher, laserartiger Präzision halt. Meins-deins, richtig-falsch. Immer getreu der bekannten Liedzeile von Herbert Grönemeyer »Männer machen alles ga-ganz genau« – mit Betonung auf »ga-ga«.

Leider kommt das ganze Mikro-Management bei deiner Umwelt falsch an. Dein Pech: Für den Rest der Menschheit bist du ein durchgeknallter Schrat!

Deshalb solltest du an einer Stelle in deinem optimal getakteten Leben einen kleinen ➤ Marottencheck einbauen, um den Alters-Autismus wenigstens ein bisschen einzudämmen. Am besten am 5. Oktober des nächsten Schaltjahres zwischen 11.14 und 11.23 Uhr.

ANTI-AGING

Deinem Dad war scheißegal, wie er aussah. Er hat niemals über Krähenfüße gejammert oder versucht, seinen Body-Mass-Index zu optimieren. Für ihn bedeutete ➤ Fettverbrennung, dass die Mettwürstchen beim

Grillen geplatzt sind und die Briketts in Brand gesetzt haben.

Heute sieht die Sache anders aus: Anti-Aging heißt die Devise. Sämtliche Kollegen, die du kennst, geben ihr Bestes, um möglichst lange jung auszuschauen. Schließlich gehört man jetzt zu den so genannten Metrosexuellen.

Hier die wichtigsten Produkte für einen jugendlichen Look:

- **Q 10**: In jedem normalen Jungsbad steht heute mindestens eine Tube Feuchtigkeitscreme, und dass die nicht für Ladys gedacht ist, lässt sich schon anhand der Aufschrift erkennen. Hier wurde beim Texten ganz klar an die männliche Auffassungsgabe gedacht und neandertalerkompatibel formuliert: »Nur kurz die straffende Lotion einmassieren, und schon werden Sie merken, wie die Straffungspower von Max_Straff sofort für mehr Straffheit sorgt.« Wichtigster Inhaltsstoff aller Anti-Faltencremes ist das sogenannte Q10, ein Stoff, über den nicht viel bekannt ist. Weder weiß die Menschheit, woraus er besteht, noch wie er wirkt oder warum. Nur eines steht außer Frage: Q10 ist irgendwie total super. Wie das TAED-System, mit dem das Waschmittel Omo früher immer warb.

- **Botox:** Der Plan könnte männlicher nicht sein: Was tut man, wenn sich Lachfalten ins reife Gesicht graben? Na was schon: Man spritzt Nervengift rein, bis das Lachen weg ist! Wirkte eh immer ein bisschen soft. Eine weitere Injektion im Wert von 350 Euro killt gleich noch Sorgenfalten samt Sorgen. Fazit: Botox sorgt für ein glattes, vollständig gelähmtes Gesicht, das mindestens so ausdrucksstark wirkt wie das von Sylvester Stallone.
- **Anti-Aging-Ampullen mit Kaviarextrakt.** Wenn Q10 nicht mehr hilft, müssen schärfere Geschütze aufgefahren werden. Als wahre Wunderwaffe im Kampf gegen die Windmühle des Alters gelten derzeit Extrakte aus den Eiern glücklicher Störe. Die Kaviar-Gesichtscreme stimuliert die Kollagenbildung, vitalisiert die männliche Haut und entfernt gleichzeitig hässliche Geldpolster am Portmonee.
- **Zahn-Bleaching:** Hurra! 9125 Lebenstage mit jeweils sieben Espressi lassen sich rückgängig machen. Also nicht die Tage selbst, dafür aber die dunkelbraunen Flecken auf den Zähnen, die die Wachmacher hinterlassen haben. Dank Bleaching kann heute jeder Mann blendend weiße Orgelpfeifen im Mund haben und aussehen wie ein CNN-Sprecher. Die Anwendung ist obendrein total einfach: Abends kurz Bleich-Gel auf die Beißerchen schmieren, Schiene drauf – und würgen. Zurück bleiben

das Abendessen im Waschbecken und die Erkenntnis, dass es ohnehin unmännlich ist, den Mund zu öffnen.

AUFWÄRM-ZWANG

Was das mit dem Aufwärmen soll, hast du nie verstanden. Vor allem dann nicht, wenn der Zehn-Kilometer-Lauf anstand und die Sonne auf den 150 Grad heißen Ascheplatz runterdonnerte. Wozu in aller Welt da noch »aufwärmen«, und dies obendrein mit einer Runde leicht tuntigem Hüpferlauf? Nein, Aufwärmen war – wie das Wort schon andeutet – was für Warmduscher.

Mit dieser Einstellung bist du jahrelang gut gefahren. Rein ins Fitness-Studio, 80 Kilo auf die Stange, und los ging's.

Das funktioniert jetzt nicht mehr. Ab vierzig kannst du nicht mal mehr einen Dartpfeil werfen, ohne dich vorher aufzuwärmen. Wenn du die Sache nämlich ohne zehnminütiges Stretching, leichtes Pilates und/oder Hüpferlauf angehst, kassierst du eine Zerrung, die dich bis zur nächsten Bundestagswahl außer Gefecht setzt. *Nichts*, absolut nichts geht ab vierzig mehr ohne Aufwärmen – egal, wie lächerlich dir die körperliche Aktivität auch erscheinen mag. Sackhüpfen beim Kindergeburtstag? Hat schon ganze Abteilungen monatelang ans

Bett gefesselt. Dosenwerfen auf der Kirmes? Der Expresszug in die Tennisarm-Reha. Sex? Natürlich!

Was lernen wir daraus? Eine Zerrung ist Gottes Art, dir mitzuteilen, endlich mit altersgemäßen Aktivitäten anzufangen, etwa mit Golf – einer Sportart, die, wie jeder Aktive nicht müde wird zu betonen, körperlich genauso anspruchsvoll ist wie Triathlon oder Ultimate Fighting.

AUS-WECHSELJAHRE

Sie beginnen bei Männern statistisch gesehen im 41,6sten Lebensjahr. Zu diesem Zeitpunkt beschließen viele Kollegen nämlich, dass es Zeit ist, die Lady an ihrer Seite noch einmal auszuwechseln. Eine frische Frau muss her. Bei der Suche nach einer neuen Partnerin legt der Mann seine gewohnt strengen Auswahlkriterien an: bitte eine

1. junge
2. kohlenstoffbasierte Lebensform mit
3. einem Sektglas in der Hand.

Dieses zu Unrecht als triebhafte Wahllosigkeit missverstandene Vorgehen bringt meist schnell den gewünschten Erfolg. Aber Obacht! Nur wenige Kollegen sind auf Dauer mit ihrer ➤ Frau 2.0 zufrieden. Wie bei Programm-Updates gilt nämlich: Die Optik der neuen

Version raubt dir den Atem – aber die Macken sind dieselben wie bei der alten. Außerdem werdet ihr irgendwann gemütlich in einem Restaurant sitzen, aus der Anlage zirpt ein alter Robbie-Williams-Song, du wirst sagen: »Der ist immer noch cool«, und sie wird antworten: »Findet mein Vater auch.«

Baumarkt

Ein mystischer Ort, der für jeden erwachsenen Mann sowohl Himmel als auch Hölle sein kann.

Einfach himmlisch ist der Baumarkt, wenn du freiwillig dort hinfährst, einfach nur so. Dann fängt der Spaß schon an dieser göttlichen Wurstbude auf dem Parkplatz an, wo die wöchentliche ➛ Jahrescurrywurst besser schmeckt als an jedem anderen Platz auf diesem Planeten – obendrein, wenn du willst, bereits um 9:13 Uhr! »Wie kannst du das um die Uhrzeit nur essen?«, würde deine Lady an dieser Stelle zetern – mit Betonung auf *würde*, denn auf dem himmlischen Baumarkt-Trip bist du selbstredend allein.

Gestärkt gehst du also ans Werk, flanierst durch die Gänge, checkst die stillenden Häuslebauerinnen ab, träumst deine Do-it-yourself-Träume. Dabei fällt dir auf, dass der bekannte Baumarkt eigentlich »Theoretiker« heißen müsste, denn ein Besuch im Heimwerkerparadies lebt vom Konjunktiv. Er lebt davon, sich auszumalen, was für coole Projekte man mit dem ganzen Zeug durchziehen *könnte*: Dieses spottbillige Regalsystem Marke *Stabilus* zum Beispiel – damit könntest du endlich Ordnung in deine Sammlung zeitgenössischer Bierdosen der Achtzigerjahre bringen, die 70 Prozent eurer Kellerfläche belegt. Ein Terrassenheizstrahler würde deine Gartenarbeit (➤ Sichtgärtnern) auf ein völlig neues Entspannungsniveau heben. Oder diese drahtlose 3-Kanal-Überwachungskamera mit Nachtlichtmodus – die wäre wie geschaffen für euer Gästezimmer, in das sich deine nichtsnutzige, aber attraktive Schwägerin regelmäßig einquartiert.

Könnte, hätte, wäre – der Baumarkt ist ein Ort, an dem man noch träumen kann, vor allem von ➤ Hochdruckreinigern. Am liebsten würdest du dir einfach alles, was es im Baumarkt gibt, sofort in den Kofferraum packen. Alles bis auf Tiernahrung.

Der Baumarkt kann jedoch auch die Hölle sein, nämlich dann, wenn du hinfahren *musst*. Zum Beispiel, weil den ukrainischen Schwarzarbeitern, die deinen Wohnweg pflastern, kurz vor Ladenschluss irgendeine »Ausgleichsmasse« ausgeht und du in fünf Minuten – und ohne dich vorher aufzuwärmen – 35 Säcke mit dem Gesamtgewicht eines Marder-Schützenpanzers in dein Auto schleppen musst. Oder du hetzt mit der zeternden Lady durch die Bad-Abteilung, weil euch beim

Hausbau die Kohle ausgegangen ist und statt der vorgesehenen stylischen Armatur von Philippe Starck jetzt die Asi-Mischbatterie von Obi reichen muss. Das ist Baumarkt vom Schlimmsten.

So richtig zum Ausrasten können einen auch die Namen der Produkte bringen: *Splintertreiber, Rundstabkonsole, Einsteckgleiter.* So todkomisch diese Begriffe nach ein paar Bierchen sein mögen, sie rauben dir den letzten Nerv, wenn du wirklich etwas suchst. Dann trippelst du schweißgebadet zusammen mit all den anderen planlosen Büromenschen von Regal zu Regal und fühlst dich dabei wie eine Ameise vorm Stealth-Bomber. In diesen Momenten ist es allerhöchste Zeit, das ➛ Aal-Prinzip anzuwenden und die Heimwerkerei anderen zu überlassen.

BAZILLENPANIK

Eines Tages, auf der Toilette einer Autobahn-Raste: Du kommst von der Rinne, hast dir gerade gründlich die Hände gewaschen und getrocknet. »Sei kein Schmutzfink«, mahnte der Autobahnfink schließlich früher. Gerade willst du den Abort durch die Tür verlassen, da zuckt ein Gedanke durch dein Hirn: Oh mein Gott! Wie viele Typen haben sich *nicht* die Hände gewaschen und danach diesen Türknauf angepackt? Wie viele Fantastilliarden von Erregern tummeln sich in dieser Handschweiß-Melange?

Total unter Schock schiebst du die Tür vorsichtig mit dem Ellenbogen auf, während du kopfschüttelnd denkst: »Was man sich da alles holen könnte …«

Damit ist die Bazillenpanik auch bei dir ausgebrochen – eine geradezu klassische Midlife-Marotte, die, vorsichtig ausgedrückt, nach außen etwas uncool wirkt. Klotüren-Ellenbogenaufschieber kicken in einer Liga mit Geheimzahl-Handabdeckern und Ohrenstöpsel-beim-Rockkonzert-Reinsteckern. Hier solltest du nicht mitspielen.

BILDSCHIRMDIAGONALE

Sachen, durch die Strom fließt, werden im Laufe eines Männerlebens immer wichtiger – das fängt bei »Mamas Taschenlampe« (➛ Sex) an und endet irgendwann beim Herzschrittmacher. Ihren Höhepunkt erreicht die Gier nach Gadgets in den Vierzigern. Hurra! Endlich hast du genug Geld in der Tasche, um es beim Proll-Markt richtig krachen zu lassen. Kein silbernes Kästchen ist zu exotisch, kein Hightech-Heilsversprechen zu bizarr – du musst einfach alles haben! Vor allem dieses Unterwasser-Handy mit 3D-Navi und integriertem Blue-Ray-Spieler.

Zu den obersten Pflichten eines Mannes jenseits der vierzig gehört es, jedes Jahr einen neuen Fernseher zu kaufen. Dabei gilt seit Menschengedenken das erste Gebot des TV-Kaufs: Je älter der Mann, desto größer seine Bildschirmdiagonale.

Falls es weiblichen Widerstand gegen das Großformat gibt, greift Gebot Nummer zwei: Je älter der Mann, desto mehr Bildschirme. Sogar Moses hat sich daran gehalten und wählte – mangels größerer Steinplatten – die so genannte Dual-Screen-Technologie.

Die Sucht nach der maximalen Pixelanzahl liegt bei Jungs in den Genen. Du kannst erst ruhen, wenn dein Fernseher so groß ist, dass man ihn theoretisch auf Satellitenfotos erkennen könnte. Ob und wie er funktioniert, spielt dabei bloß eine Nebenrolle, solange er nur den Raum füllt und genug Versalien auf die Packung gedruckt sind: 3*HDMI, USB3, SD, CF, DVB-T, DVB-C. Kleinbuchstaben in der Produktbeschreibung sind was für Verlierer.

Wenn du mit deiner Beute nach Hause kommst, darfst du freilich keine Begeisterung erwarten. »Reine Schwanzverlängerung«, wird deine Lady schimpfen – so wie ihre Vorgängerinnen vor 100 000 Jahren, als der Mann erstmals mit einem so genannten »Rad« in die Höhle zurückkam. Dadurch solltest du dich nicht verdrießen lassen. Zumal das Bild ja *wirklich* besser ist! Unglaublich, mit welcher Schärfe und welchem Kontrast die volle Power von 1920 mal 1080 High-Definition-Pixeln deine Augenlider bombardieren, während du beim »Auslandsjournal« auf dem Sofa pennst – der wahre Gadget-Freund genießt seine Diagonale schließlich in der Horizontalen. Alternativ kann das Megagerät seine Fähigkeiten ausspielen, während es mit einer von der

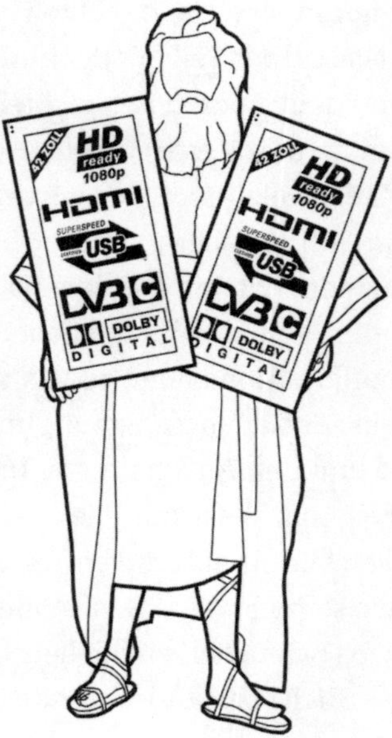

Je älter der Mann, desto mehr Bildschirme. Das wusste schon Moses – und setzte auf die Dual-Screen-Technologie.

Lady ausgeliehenen DVD vergewaltigt wird, die laut Cover einen »besonderen Film« enthält, was in der Regel bedeutet, dass er besonders scheiße ist. Selbst in High Definition.

Dennoch: Haben sich Gäste angesagt, ist eine audiovisuelle Leistungsschau Pflicht. Wollen doch mal sehen, wer hier die größte Diagonale hat. Dabei solltest du auf einige Details achten: Nimm die Fernbedienung immer nur in eine Hand; echte Greise erkennt man daran, dass sie das Teil mit der linken Hand umkrallen und mit dem stocksteifen rechten Zeigefinger auf den Tasten herumzittern. Vor allem jedoch musst du zu jedem Zeitpunkt den Eindruck vermitteln, das Equipment im Griff zu haben.

Und genau hier liegt das Problem: Früher hast du nur zwei Minuten gebraucht, um ein neues Gerät bis ins letzte Konfigurationsmenü zu verstehen. Heute brauchst du eine Bedienungsanleitung und ein ruhiges Wochenende, um den Anschalter zu finden. Gegen diese fortschreitende elektronische Dysfunktion solltest du mit allen Mitteln ankämpfen, wenn du nicht als einsamer Mann sterben willst! Denn erinnere dich mal: Zu welchem Opa bist zu damals am liebsten gefahren? Hierzu nur ein Stichwort: Bildschirmdiagonale. Alles klar?

BINDESTRICH-SPORTARTEN

Sich für eine Sportart zu entscheiden war früher einfach. Da standen nur Fußball, Tennis, Turnen oder Joggen zur Auswahl. Heute schießen im Sekundentakt total verrückte Bindestrich-Sportarten aus dem Boden, die mehr oder weniger ➤ Fettverbrennung versprechen. Einmal ist es Chess-Boxen, bei dem abwechselnd reingeschlagen und rochiert wird. Ein andermal wird um Bikram-Yoga ein Hype veranstaltet – das laut Wikipedia »vom indischen Yogameister Bikram Choudhury, Schüler von Bishnu Gosh, Bruder des Paramahansa Yogananda« entwickelt wurde. Diese Yoga-Spielart kommt Warmduschern extrem entgegen, da hier die Übungen in einem 40 Grad heißen Raum durchgeführt werden. Dass die GSG9 Bikram-Yoga in ihr Trainingsprogramm aufnimmt, ist so schnell nicht zu erwarten.

Aber welche Leibesübung passt zu mir? Eine Schneise durch den Dschungel der Bullshit-Sportarten schlägt dir in Zukunft ein Mann, der sich durch so ziemlich jeden Dschungel geschlagen – oder besser: geschossen – hat: Chuck Norris, alias Colonel Braddock, alias Walker Texas Ranger, alias der härteste Mensch in diesem Universum.

Dass der Karatemeister und Actionfilmheld einfachen Sterblichen überlegen ist, weiß mittlerweile jeder. Webseiten wie ChuckNorrisFacts führen ständig Buch über seine übermenschlichen Leistungen, wie zum Beispiel:

- Chuck Norris braucht für eine Runde auf einem 18-Loch-Golfplatz nur 17 Schläge.
- Chuck Norris kann eine Drehtür zuschlagen.
- Chuck Norris schläft nie – er wartet.

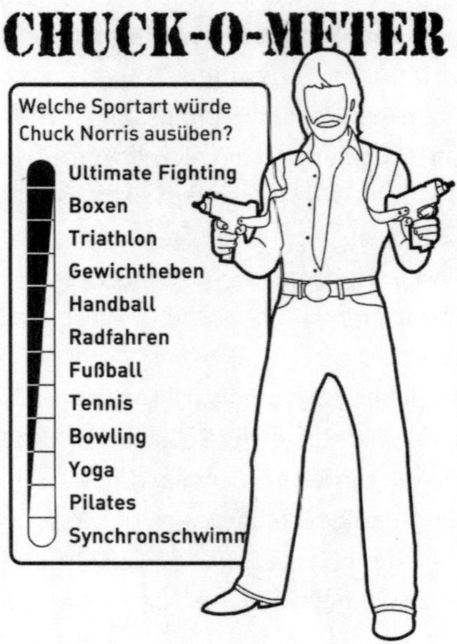

Das Chuck-O-Meter: Schießt dir eine Schneise durch den Dschungel der Bindestrich- und Bullshit-Sportarten.

Wer könnte dir bei der Auswahl einer Sportart also besser beistehen als dieser Mann aus Stahl? Kommt demnächst also mal wieder irgendein Fitnessmännchen vorbei und will dir ein neues Gezappel aufquatschen, das total »der Burner« ist, solltest du im Geiste das Chuck-O-Meter konsultieren: Stell dir vor, Norris steht knietief in einem nordvietnamesischen Sumpf, in jeder Hand ein Maschinengewehr, und legt kurz eine Feuerpause ein – natürlich nur um nachzuladen. Was würde er wohl sagen, wenn du ihn in diesem Moment fragst: »Ist gemischtes Synchronschwimmen eine coole Sportart?«

BRUTGRABEN

Schlimm, aber wahr: Deutschland ist geteilt. Selbst heute, zu Beginn des 21. Jahrhunderts, geht immer noch ein tiefer Graben durch die Nation. Zwei Gruppen stehen sich absolut unversöhnlich, ja sogar feindselig gegenüber – Kinderlose und Eltern.

Spätestens mit vierzig musst du dich entscheiden, auf welcher Seite des Brutgrabens du stehen willst (➛ Kinder). Bei diesem wichtigen Entschluss soll dir folgende Skizze der verschiedenen Lebensstile helfen – sofern bei Eltern überhaupt von »Stil« die Rede sein kann. Stell dir einfach eine der wenigen Situationen vor, in denen sich Kinderlose und Eltern einander annähern – etwa an der Ampel.

Linke Spur: Das Cabrio der Kinderlosen. Wohlig gurgelt der Sechszylinder vor sich hin, während aus der Anlage »Brazilectro Volume MCDLVI« zirpt; dank Windschott ist jeder belanglose Beat der Lounge-Compilation gut zu hören. Niemand redet dazwischen. Allein das ist ein untrügliches Zeichen dafür, dass Dinks an Bord sind – die Abkürzung steht für *Double Income, No Kids* und bezeichnet kinderlose Doppelverdiener. Er (45) arbeitet als Unternehmensberater, Sie (38) ist Zahnärztin mit eigener Praxis. Ihre spärliche Freizeit verbringt das Paar bei Golfturnieren, mit Weinproben und dem Nachdenken über die Frage »Wohin mit dem Geld?«.

Wovon sie träumen: Eventuell doch Kinder zu haben, dabei aber keinesfalls so unstylisch zu werden wie diese schrecklichen, abgerissenen Menschen in dem Van auf der rechten Spur.

Was ihnen Sorgen macht: Dass die Koi-Karpfen im Gartenteich seit Neuestem ihr mit Aloe Vera angereichertes Hochleistungsfutter verschmähen.

Rechte Spur: Der Familienvan der Eltern. Frustriert grummelt der Vater vor sich hin, während aus dem tragbaren DVD-Spieler, der ca. drei Zentimeter hinter seinem Ohr an der Kopfstütze hängt, zum fünfundsiebzigsten Mal »Bob der Baumeister auf der Ritterburg« plärrt. Das sekündliche »Yo, wir schaffen das« geht unter in den Todesschreien vom Rücksitz, wo sich Chantal und Luca gerade wasserfeste Stifte in die Ohren stechen. Er (45, gefühlt 65) arbeitet im Prinzip nonstop, Sie (38, gefühlt 58) würde fast alles tun, um das auch wieder zu dürfen. Ihre Freizeit verbringen sie da-

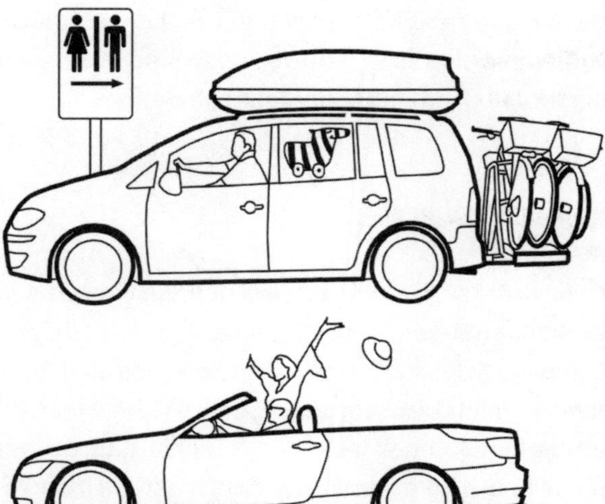

Du hast die Wahl der Qual: Lieber kinderlos den Sinn des Lebens suchen oder als Familien-Papi die nächste Toilette?

mit, sich auszumalen, was sie in ihrer Freizeit tun werden, wenn die Monster endlich aus dem Haus sind.

Wovon sie träumen: Mit diesen verdammten Dinks im Cabrio auf der linken Spur zu tauschen.

Was ihnen Sorgen macht: Siehe dazu: *Das kleine Lexikon der beliebtesten Elternsorgen*, 26 Bände ➛ 500 Seiten, Ullstein 2010, 249,– (vergriffen).

Dass sich diese Gruppen so unversöhnlich gegenüberstehen, ist natürlich albern. Mit ein bisschen Verständnis wird es dir gelingen, den Brutgraben zu überwinden und Partys zu veranstalten, auf denen sowohl Kinderlose als auch Eltern vertreten sind. An diesem Tag wird übrigens auch die Hölle zufrieren.

BUSINESS-KASPERLE

Früher oder später wird es passieren: An irgendeinem Morgen, auf irgendeiner Konferenz, in irgendeinem Tagungsbunker steht er plötzlich zwischen all den anderen Anzugträgern auf dem Podium – dein alter Saufkumpel Jens. Jener Jens, der seinerzeit am letzten Schultag in einem heroischen Selbstversuch demonstrierte, dass man Wodka durchaus auch durch die Nase konsumieren kann.

Keine Frage, er ist es. Nur dass er jetzt ganz anders aussieht: Statt in einer zerfetzten Jeansjacke steckt er in einer taillierten Anzugrüstung mit ordentlich gebundener dunkelroter Krawatte. Seine abgefuckten Chucks hat er gegen ein Paar blank geputzter Budapester eingetauscht, und seine Haare, die früher immer fettig nach hinten geschleimt waren, trägt er heute so kurz und gepflegt wie Herr Kaiser von der Hamburg-Mannheimer.

Dein alter Kumpel sieht aber nicht nur anders aus, er redet auch anders. Während er routiniert seine Powerpoint-Folien durchspult, faselt er von Dingen wie »Kernkompetenz«, »Tipping Point« und davon, »breit aufgestellt zu sein«, wobei »breit« ganz klar eine andere Bedeutung als früher zu haben scheint.

Kurzum: Jens, der ehemalige Wodkaschnorchler, klingt und sieht exakt aus wie einer dieser armen Menschen, die ihr Leben in abgedunkelten Tagungsräumen in der Nähe eines Flughafens fristen. Und spätestens, nachdem er seine letzte Salve Bulletpoints auf das Publikum abgefeuert hat, steht für dich fest: Jens ist zu einem Business-Kaspar mutiert. Das System hat ihn einkassiert. Du kannst ihn abschreiben.

Doch hier ist die Geschichte noch nicht zu Ende. Denn später triffst du Jens zufällig nochmal, auf dem Weg zum Parkplatz, und plötzlich ist alles wie früher: Die Krawatte ist ab, dein Ex-Kumpel spricht dich ganz selbstverständlich mit »Alter« an und zieht an seiner Kippe gieriger als Bruce Willis in »Die Hard». Zehn

Minuten später sitzt ihr mit einem Bierchen beim McDrive und zeigt euch gegenseitig Handyfotos von euren Ladys im Bikini.

Und die Moral von der Geschichte? Ganz einfach: Mit vierzig gibt es viele deiner Kumpels – und wahrscheinlich auch dich selbst – in zwei Versionen: In der Privat- und in der Business-Ausgabe.

Und das ist auch völlig okay, solange du die Rollen schön sauber auseinanderhältst. Also: Im Geschäft wird selbstverständlich geschäftsmäßig miteinander umgegangen, auf der Sauftour dagegen ist Business-Geschwafel tabu.

Dad Flash

Irgendwann zwischen deinem 30. und 40. Lebensjahr wird sich bei euch daheim folgende Szene abspielen: Ihr wollt gerade in die Stadt aufbrechen, um lebensnotwendige Einkäufe zu erledigen (Balsamico). Gerade, als du die Tür abschließen willst, bemerkst du einen leichten Windhauch aus dem Flur. Sofort reißt du die Haustür wieder auf, stapfst rein und knallst, so laut es nur geht, das Küchenfenster zu, das die Lady mal wieder auf Kipp gelassen hat. Als sie dann noch ihre Unschuldsmine aufsetzt und »Ach, stimmt« murmelt, kannst du es nicht mehr unterdrücken. Er muss einfach raus, der Satz aller manischen Energiesparer: »Wir heizen doch nicht für die Umwelt!«

In diesem Moment trifft es dich wie ein Blitz: *Oh mein Gott, ich werde wie mein Vater*!

Und du hast Recht: Du wirst wie dein Vater.

So einen Dad Flash erlebst du in Zukunft öfter und zwar mit jedem Lebensjahr ein bisschen häufiger. Die Wahrheit ist bitter: Alle Dinge, bei denen du früher aus Scham am liebsten im Boden versunken wärst, ja, für die du deinen alten Herrn sogar verachtet hast, fängst du plötzlich selbst an zu machen – und zwar nicht mit ironischem Augenzwinkern, sondern aus voller Überzeugung:

- Du streifst durchs Haus und kannst erst dann ruhen, wenn in allen Räumen, wo sich niemand aufhält, das Licht ausgeschaltet ist.
- Du beschwerst dich darüber, dass nie eine Schere zur Hand ist, wenn man sie braucht.
- Du fluchst am Steuer laut über andere Verkehrsteilnehmer; Halbsätze wie »Führerschein im Lotto gewonnen« rutschen dir heraus.

Und was ist dagegen einzuwenden? Absolut nichts. Du bist nämlich alt genug, um endlich zuzugeben, dass dein Vater im Grunde genommen eine coole Sau ist und es weitaus schlechtere Lifestyle-Vorbilder gibt. Der Mann weiß einfach zu leben.

Also: Gib dich ab sofort dem Dad Flash hin! Lebe dein genetisches Erbe lustvoll aus – bis hin zur ultimativen Vater-Marotte, dem Horror aller Aufwachsenden, diese Situation, in der du dir schon als Kind gewünscht hast, nach der Geburt zur Adoption freigegeben worden zu sein: Mamas Dessous-Show unterm Weihnachtsbaum.

Früher war das ein Horrorfilm. Jetzt, jenseits der vierzig, hast du genau das Alter erreicht, in dem du diese Aktion lustvoll selbst durchziehst. Hier die Schritt-für-Schritt-Anleitung:

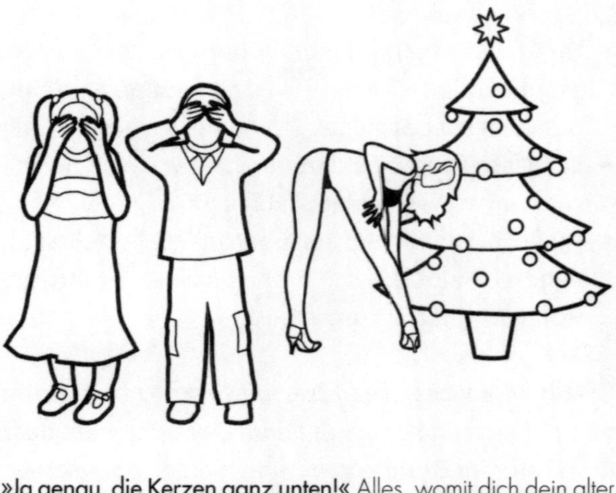

»Ja genau, die Kerzen ganz unten!« Alles, womit dich dein alter Herr früher zu Tode genervt hat, ziehst du jetzt selber lustvoll durch.

1) Du schenkst deiner Partnerin zu Weihnachten einen Slip, den man gut und gerne auch als Zahnseide verwenden könnte.
2) Dazu gibt es einen Wunder-BH, in dessen Schalen eine halbe Polstergarnitur steckt.
3) Zuletzt ziehst du deiner Lieben hohe Sandalen aus schwarzem Lack an (sie selbst kann das nicht mehr, weil das aufgepumpte Dekolleté ihr den Blick auf die Füße versperrt) – und schon ist das Outfit komplett. Kleine Erinnerung: Kinder während dieses Rituals selbstverständlich *nicht* rausschicken!
4) Das Finale: Du schießt ein Foto von ihr, bevorzugterweise von hinten und während sie die Kerzen ganz unten am Baum ausbläst. In diesem Moment solltest du einen warmen Gedanken der Dankbarkeit an deinen Dad schicken. Und wenn du ihn ganz lieb hast, auch die Fotodatei.

DENIM-REGELN

Für den Jeanskauf besitzen Teenager ein eigenes Areal im Hirn: Es sitzt irgendwo im präfrontalen Cortex und verleiht unglaubliche Kräfte. Heranwachsende sind in der Lage, innerhalb von Minuten eine Jeans zu erwerben, die cool aussieht und alle an diesem Wochenende geltenden Denim-Regeln erfüllt. Über Bootcut, Röhre

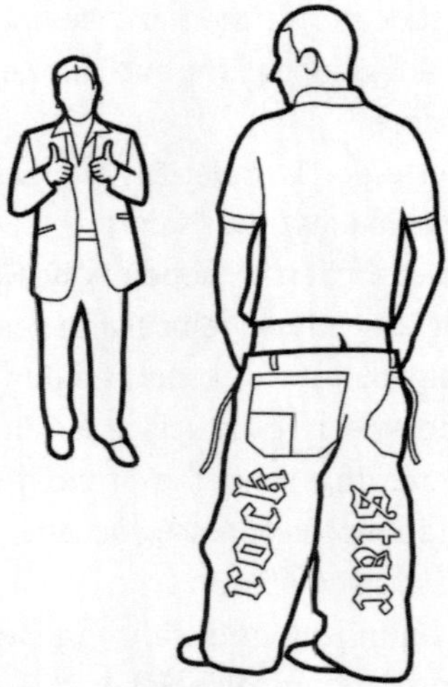

Niete in Nietenhose. Vorsicht: Wer beim Jeanskauf dem Verkäufer vertraut, geht mit einem Outfit nach Hause, das DJ Bobo als »zu auffällig« ablehnen würde.

oder klassischen Schnitt müssen Jugendliche niemals nachdenken, ihr Jeanskauf-Zentrum trifft automatisch die richtige Entscheidung.

Ab dreißig bildet sich dieses Hirnareal leider zurück, und mit vierzig ist es komplett verschwunden. Dann stehst du auf einmal im Laden und bist zu dem geworden, was du nie sein wolltest: Ein mittelalter Mann, der in den Spiegel schaut und sich fragt, ob er zu alt für diese Jeans ist.

Jetzt heißt es Ruhe bewahren! Viele Kollegen geraten in diesem Moment in Panik und lassen sich zu einer der schlimmsten Dummheiten hinreißen, die ein Mann begehen kann: Sie fragen den Verkäufer.

Wenn du das machst, wirst du in einem dir weitgehend unverständlichen Jargon vollgetextet und verlässt den Laden mit einer Jeans, die DJ Bobo sogar als Bühnenoutfit als »zu auffällig« ablehnen würde.

Es gibt nur zwei Auswege:

1. Aufhören, Jeans zu tragen, und sich auf unverdächtiges Terrain retten, also in die Region von Anzughosen und Khakis.
2. Einen der superseltenen Jeansläden finden, wo es heterosexuell und effizient zugeht. Kennzeichen: Das Verkaufsgespräch läuft so knapp und wortkarg ab, dass es aufgeschrieben auf einen Bierdeckel passen würde.

DIE REIFE KONVERSATION

Bei Frauen gilt: Je älter, desto mehr wird geredet. Wo das hinführt, kann jeder an seiner eigenen Mutter studieren.

Du kennst die Situation: Deine Lady hat dich tagelang genervt, doch mal zuhause anzurufen, und zwar mit dem Argument: »Du willst doch später auch, dass dich deine Kinder anrufen.« Willst du zwar nicht, weil du dir schon denken kannst, was sie wollen (Geld), aber egal. Also klingelst du daheim an, damit deine Mutter ihren Monolog beginnen kann. Und der wird jedes Jahr ein bisschen länger.

Okay, deine Mom war schon früher ungeschlagen darin, vom Hölzchen aufs Stöckchen zu kommen, aber mittlerweile gibt sie erst auf, wenn sie beim Zellulosemolekül angekommen ist – selbst wenn du nur eine einfache Frage stellst (und die auch nur, um überhaupt irgendetwas zu fragen).

Zum Beispiel: »Hat es bei euch gestern auch geregnet?« Hier würde theoretisch ein einfaches Ja oder Nein reichen. Doch nicht bei deiner Mutter. Sie nutzt die Gelegenheit, um dir anstelle der Wetterlage viele weitere interessante Dinge mitzuteilen:

- Die Rhododendren blühen dieses Jahr wieder sowas von schön.
- Sie hat einen alten Bekannten namens Möbius wieder getroffen – der in Wirklichkeit Meyer heißt. (Mütter erinnern sich immer nur an den ersten Buchstaben eines Namens, der Rest wird kreativ ergänzt).
- Sie beschwert sich, dass dein Vater nie etwas sagt.
- Sie diagnostiziert, dass alle Bekannten immer greisenhafter werden und zur Geschwätzigkeit neigen.

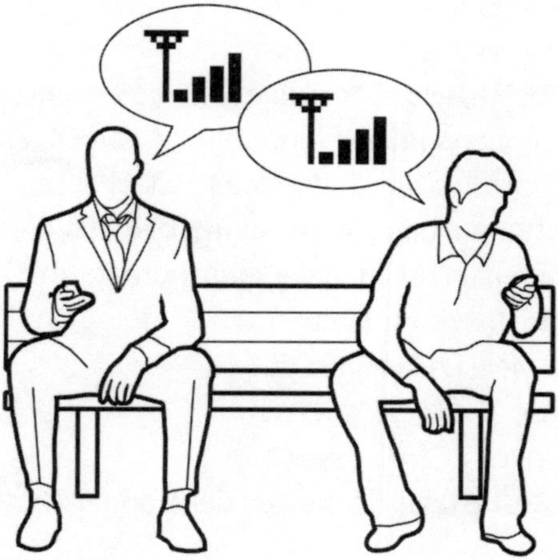

»Wie viele Balken hast du?« Die reife Kumpel-Konversation besticht durch perfekte Wortökonomie.

Wenn du auflegst, zeigt das Display am Hörer satte 63:47 Gesprächsminuten an. Ob es geregnet hat, weißt du immer noch nicht.

Hier eine frohe Botschaft: Als Mann bist du von dieser geriatrischen Geschwätzigkeit nicht bedroht. Im Gegenteil, Jungs kommen im Alter mit immer weniger Worten aus. Die reife Konversation unter Kumpeln besticht durch eine geradezu sensationelle Wortökonomie. Männergespräche ab vierzig sind so knapp, dass sie für den Außenstehenden manchmal gar nicht als solche zu erkennen sind. Nur ein Augenschlag, und schon hat man alles verpasst.

Das beste Beispiel für eine gelungene Konversation unter Kumpels ist das so genannte Balkengespräch. Dabei starren beide Teilnehmer zunächst zehn Minuten wortlos auf ihre Mobiltelefone, bis einer der beiden das Schweigen bricht und – kaum hörbar – in Richtung seines Displays murmelt:

»Wie viele Balken hast du?«

»Vier.«

»Ich auch.«

Der Rest ist das Schweigen der Männer. Und das ist völlig okay.

Ehemaligentreffen

Eine Veranstaltung, bei der sich alle Teilnehmer wünschen, sie fände in totaler Dunkelheit statt. Tut sie aber nicht. Und eigentlich hat das auch sein Gutes. Weil Ehemaligentreffen uns die Gelegenheit geben, ehrfurchtsvoll innezuhalten. Sie führen uns unsere eigene Vergänglichkeit vor Augen, die Flüchtigkeit der Zeit, die Nichtlinearität moderner Biografien. Vor allem aber zeigen uns Abitreffen, welche Fortschritte die digitale Bildbearbeitung in den letzten 20 Jahren gemacht hat.

Der Abend läuft nämlich so ab: Knarrend öffnet sich die Siebzigerjahre-Hellholz-Tür zu deiner ehemaligen Schulaula. Heraus zieht der typische Oberstufen-Mief – eine Mischung aus Teenieschweiß und Bier, das auf dem Boden verschüttet wurde, weil Legionen von heranwachsenden Jungs ihren Kumpels zeigen mussten, dass man den Kronkorken auch mit dem Feuerzeug aufkriegt. Während du dir den Weg durch den deutlich zu gut ausgeleuchteten Raum bahnst, fällt dir etwas Seltsames auf: Du kennst hier niemanden! Dabei hattest du dir doch vorher auf Facebook alle Fotos angeguckt. Aber von den sympathischen Thirtysomethings, die sich im Netz präsentiert haben, ist hier nichts zu sehen. Keine hippen Typen und keine Babes, mit denen man sich gerne in der Stadt auf einen Café Latte treffen würde. Die Leute in diesem Raum haben *absolut keine Ähnlichkeit* mit ihren Profilfotos im Internet. Die Erklärung liegt auf der Hand: Sie alle haben wie die Weltmeister Falten wegretuschiert, Muttermale weggepixelt und sich digital gebräunt – mit der Folge, dass du auf dem Ehemaligentreffen quasi von Unbekannten umgeben bist.

Nein, hier ist niemand attraktiv –, außerhalb der Reichweite von *Photoshop* gibt es nur noch Wracks: Frauen mit Hüften runder als das Jubiläum und Männer, die nach einer Behandlung mit dem Pro-Aging-Mittel namens ➛ Kinder faltig wie zerknautschte Lederkoffer aussehen. Genau deshalb wünschen sich alle Gäste, nicht in ihrer ehemaligen Aula, sondern in einem Dark Room zu stehen.

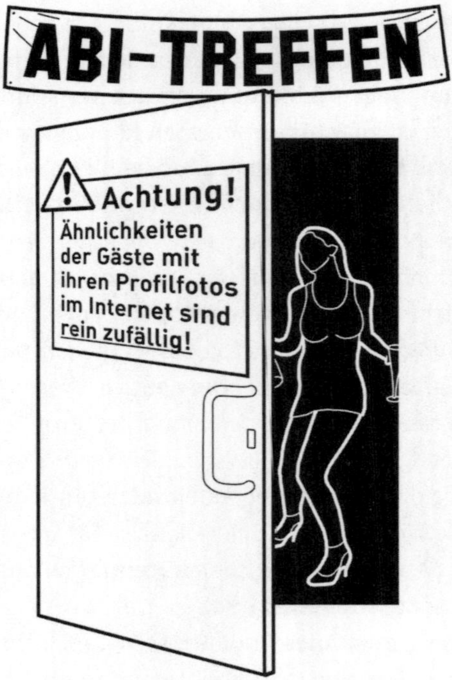
ABI-TREFFEN
Achtung!
Ähnlichkeiten der Gäste mit ihren Profilfotos im Internet sind rein zufällig!

»Du hast dich gar nicht verändert!« Auf seinem Facebook-Foto sieht jeder aus wie zwanzig. Doch dann kommt die grausame Stunde der Wahrheit: das Ehemaligentreffen.

Die Ladys gehen das Thema mit der ihnen eigenen Offenheit an:

FREUNDIN A: »Du hast dich überhaupt nicht verändert!«

FREUNDIN B: »Nein, *du* hast dich überhaupt nicht verändert!«

FREUNDIN A: »Quatsch, *duu* hast dich …«

Und so weiter. Als Mann beteiligst du dich natürlich nicht an solchen Augenwischereien, sondern wagst mutig den Realitäts-Check. Nach dem Ehemaligentreffen stellst du dich vor den Spiegel und betrachtest dich eine Minute lang völlig objektiv im Badezimmerspiegel. Danach springst du zum Rechner und lädst sofort ein besseres Profilfoto ins Internet hoch.

EINFACH NUR SITZEN

Sitzen – das ist ab sofort dein Lebensziel Nummer eins.

Teenies regen sich gerne darüber auf, dass Erwachsene keine Ideale mehr haben. Dabei könnte nichts weiter von der Wahrheit entfernt sein! Auch mit vierzig fällt dir noch eine Menge ein, wofür es sich zu leben oder zu sterben lohnt – den Parkplatz direkt vor dem Restaurant zum Beispiel oder Sex mit zwei Frauen gleichzeitg. Doch wonach du vor allem lechzt, wofür du bereit bist, fast alles zu geben, ist viel simpler: Du willst einfach nur sitzen.

Wie schlecht eine Lady damit klarkommt, hat schon der große Loriot genial mit seinem Knollennasen-Sketch vorgeführt, Stichwort: »Herrmann, was machst du da?« – »Nichts.« – »Gar nichts?« – »Nein.« – »Überhaupt nichts?« – »Nein.« Und so weiter.

Die Vorstellung, völlig untätig zu sein, weder zu denken, noch zu lesen oder spazieren zu gehen, ist dem weiblichen Hirn ebenso fremd wie dem männlichen, sich freiwillig Clint Eastwood in »Die Brücken am Fluss« anzugucken.

Trotzdem solltest du bei der Partnerwahl in diesem Punkt keine Kompromisse machen: Für die zweite Halbzeit kommt nur eine Frau infrage, die versteht, wie wichtig es für dich ist, ab und zu einfach nur so dazusitzen. Alle anderen solltest *du* sitzen lassen.

EIN SCHÖNER TAG

Die Bierwerbung im Fernsehen suggeriert immer, dass es wahnsinnig viel braucht, um einen Mann glücklich zu machen. Da werden Autorennen gewonnen, Segelschiffe durch Stürme gelotst, Partys mit Legionen bauchfrei gekleideter Babes auf Dachgärten gefeiert.

Das schadet natürlich alles nichts und produziert, ob mit oder ohne Hopfenkaltschale, sicher reichlich Glücksgefühle. Doch nötig ist das ganze Brimborium streng genommen nicht. Denn in Wirklichkeit braucht es nur eine Sache, um den Männer-Tag perfekt zu machen: eine junge, fremde Person, die sagt: »Echt vierzig? Ich hätte dich maximal auf fünfunddreißig geschätzt!« Danach ist alles gut.

Insofern: Ladys, ihr wollt, dass euer Mann abends bestens gelaunt über die Schwelle tänzelt? Dann wisst ihr, was zu tun ist …

ELEKTRONIKMARKT

Wie die Welt aussehen würde, wenn du vierzig bist, davon hattest du als Kind eine klare Vorstellung: Sie wäre unfassbar »stark« – das Wort »cool« war ja noch nicht bekannt. Wir würden in Space Shuttles durch den Weltraum rasen, mit der Concorde nach New York düsen oder uns mit einem Raketenrucksack fortbewegen, so wie dieser Typ bei der Olympia-Eröffnungsfeier '84 in Los Angeles. Und sollte es irgendwelche Probleme geben, würde sie ein »Supercomputer« schon lösen.

Ganz so rosig ist es dann doch nicht gekommen: Space Shuttle und Concorde stehen im Museum, richtig »super« findet seinen Aldi-Computer keiner, und im

ÖPNV herrscht immer noch ein beklagenswerter Mangel an Raketenrucksäcken.

Doch es gibt einen Ort, an dem die alte, optimistische Welt eines Elfjährigen noch existiert: beim Elektronikmarkt Conrad. In diesem blau-gelben Paradies gilt er noch, der alte Werbespruch vom Vorsprung durch Technik.

Conrad ist das Mekka der Machbarkeit: Fossile Brennstoffe werden knapp? Die *Solar-LED-Taschenlampe* schafft Abhilfe. Waldsterben? Einfach kurz in der Modellbauabteilung das *Mischwaldsortiment* von *Noch* einpacken, wahlweise im Maßstab N oder HO. Krise im Gesundheitssystem? Das *Sprechende Handgelenk-Blutdruckmessgerät* spart teure Arztvisiten und ist garantiert redseliger als der Hausarzt bei Kassenpatienten.

Doch die fertig zusammengebauten Glücklichmacher sind nur was für Anfänger. Der wahre Conrad-Connaisseur lässt den Tand aus Fernost links liegen und eilt ohne Umweg in die Abteilung mit den Bauelementen. Hier versammeln sich die letzten Platinen-Ätzer und Selbstlöter dieser Republik. Hier gehen integrierte Schaltkreise, Bananenstecker und Wipp- sowie Kippschalter über die Theke – Letztere hat Conrad übrigens in nicht weniger als 613 Ausführungen auf Lager. Wer sich in diesem Reich bewegt, glaubt nach wie vor fest daran, dass sich jedes Problem mit zwei Transistoren, einem Potentiometer und drei Widerständen lösen lässt.

Daraus besteht übrigens auch der Lügendetektor zum Selberbauen für 5,95 Euro. Genau den gleichen hast du damals auch zusammengefrickelt. Schön, dass es ihn noch gibt, oder? Nur ein Produkt fehlt im unendlichen Conrad-Sortiment: *Artikelnummer* 4356724: *Zeitbudget eines* Elfjährigen.

ENTSCHEIDUNGSPAUSE

In der Mitte des Lebens stehst du unter Entscheidungs-Dauerfeuer. Ständig müssen furchtbar wichtige Weichen gestellt werden, die dich bis in alle Ewigkeit auf irgendetwas festnageln: Sollen wir ein Kind machen? Hältst du den Job aus, oder machst du dich selbständig? Bestellen wir die Türen für unser Haus mit einer Rosettengarnitur aus Alu oder aus Edelstahl? Kannst du den Rest des Lebens mit einer Frau verbringen, die nicht versteht, wie man sich über das Wort »Rosettengarnitur« 20 Minuten totlachen kann?

Der Entscheidungsterror lässt überhaupt nicht mehr nach. Immer gibt es etwas zu bestimmen, auszusuchen, festzuzurren. Deshalb hast du dir jetzt eine Pause verdient. Nichts entscheiden zu müssen ist ab sofort der wahre Luxus.

Und der ist rar. Heute, wo jede noch so kleine Klitsche im Internet mit »grenzenloser Auswahl« wirbt (wer in aller Welt will die?), sind Entscheidungspausen selten. Du wirst dich mit kleinen Glücksmomenten bescheiden müssen, zum Beispiel, wenn es die Socken nur in Einheitsgröße gibt oder der Möbelladen den Sessel bloß noch mit einem Bezug vorrätig hat. Das sind die kostbaren Augenblicke, in denen die Seele eines reifen Mannes Frieden finden kann.

Ist die Auswahl dagegen mal wieder exorbitant und droht dich zu lähmen, mach es wie Mickey Rourke in »Barfly«: Lass andere für dich entscheiden. Du erinnerst dich bestimmt an den genialen Dialog:

TYP AN DER BAR: »Hey, was trinkst du?«

ROURKE: »Eigentlich alles.«

ENTSORGUNGSJUNKIES

Der alte Mann und das Mehr? Von wegen. Ab sofort kämpfst du jeden Tag um das *Weniger*. Lange vorbei sind exzessive Einkaufstouren, hemmungsloses DVD-Bestellen und das nostalgische Jagen nach alten He-Man-Figuren bei eBay. Seit dem Bergfest kreisen deine Gedanken nur noch darum, möglichst viel Kram wieder loszuwerden. Mit der Zeit nämlich dämmert dir, dass alles, was du besitzt, in Wirklichkeit *dich* besitzt (➛ Heim-Tücken).

Okay, das klingt jetzt leicht nach Sozialkundelehrer,

hat aber einen wahren Kern. Zum Beispiel diese neue Spielkonsole: Was war das für ein Monsterspaß, als sie vorletztes Weihnachten unterm Baum lag und ihr an Silvester stundenlang dieses bescheuerte Bowling gezockt habt. Und dann? Seit Neujahr staubt das Teil unberührt im Fernsehregal ein, deine Lady meckert über den hässlichen Kabelsalat, und du hast jedes Mal ein schlechtes Gewissen, wenn du die Konsole da so unbenutzt liegen siehst. Klammheimlich hat sie sich in dein Hirn reingedrängelt und zwickt jetzt jeden Tag ein bisschen. Der Besitz besitzt dich.

Damit das nicht passiert, frönst du ab sofort einem neuen Hobby: dem Wegwerfen. Der jugendliche Jäger und Sammler verwandelt sich im Lauf der Jahre zum Sortierer und Entsorger (➤ Mülltrennung). Deinen Hausstand von unnötigem Ballast zu befreien gehört ab sofort zu deinen Missionen. Dein neues Leben steht im Zeichen der Tonne und kreist um ein hohes Fest: den Tag der Sperrmüll-Abholung. Für echte Entsorgungsjunkies sind das die Höhepunkte des Jahres! Schon zwei Tage vorher wirst du spüren, wie sich deine Stimmung hebt, während du ruhelos durch den Keller streifst auf der Suche nach Entbehrlichem. Und wenn deine Lady weiß, was dich richtig heiß macht, reicht sie einen Karton mit alten (flachen) Schuhe rüber und haucht dir dabei ins Ohr: »Entsorg's mir – aber richtig!«

Es wäre nicht übertrieben zu sagen, dass sich die

Existenz eines Vierzigjährigen fast ausschließlich um Müll dreht. Irgendwann werden die Entsorgungsmöglichkeiten so wichtig, dass sie sogar über den Wohnort entscheiden. Nicht Autobahnanbindung oder gute Schule bestimmen, wo man hinzieht, sondern, ob vor Ort eine persönliche Sperrmüll-Abholung beantragt werden kann (gut) oder es nur eine halbjährliche Massenabfertigung gibt (inakzeptabel).

Auf das High des Sperrmülltages folgen natürlich immer wieder lange Wochen und Monate ohne Abfuhr, in denen jeder Entsorgungsjunkie unter heftigem Entzug leidet. Dann muss Methadon her! Es bieten sich an:

- Sämtliche Batterien im Haushalt einsammeln und einen Joyride starten, der wirklich Joy bringt – weil er am Wertstoff-Hof endet.
- Im Morgengrauen durch die Nachbarschaft schleichen und fremde Tonnen, die irgendwelche Perversen *nicht* bis zum Bersten vollgepresst haben, mit eigenem Müll auffüllen (Profis sprechen von »Mülltourismus«).

ERFAHRUNGSJOKER

Die Jugend behauptet ständig, dass im Alter sämtliche Fähigkeiten nachlassen, doch das ist nichts als eine böswillige Unterstellung! Das Gegenteil trifft zu: In einigen Disziplinen bringt man es erst im fortgeschrittenen Alter zu wahrer Meisterschaft. Etwa beim Wunschdenken.

Hier trumpft gerade der ältere Herr ganz groß auf, zum Beispiel, wenn es darum geht, die eigenen Paarungschancen realistisch einzuschätzen. Sie liegen zwar – wenn die Dame nicht gerade eine ➤ Goldgräberin ist – bei Null, doch Jungs sehen das gaaaanz anders. Sie sind sich aus Prinzip sicher: Da geht noch was. Auf jeden Fall.

Von diesem Glauben wird nicht abgerückt, selbst wenn die Plauze so groß ist wie die von Jabba the Hutt aus »Star Wars«. Ein echter Mann zweifelt bis zu seinem letzten Atemzug niemals daran, dass er immer noch Chancen bei einer 23-jährigen Literaturstudentin hat. Denn in seinem Ärmel steckt ein Joker: Die Erfahrung. *Sie will bestimmt einen Mann mit Erfahrung*. Davon ist jeder Mann tief in sich drin überzeugt, auch wenn er es niemals offen zugeben würde. Es ist der letzte Funken Hoffnung, den er noch hat, und am Glimmen halten ihn Männer wie Salman Rushdie, Rainer Calmund, Gerard Depardieu oder Jean Pütz. Diese Herren, allesamt nicht gerade Schönlinge, haben es schließlich geschafft, Babes aus einem völlig anderen Beauty-Universum abzuschleppen – einzig und allein mit der Power ihrer männlichen Erfahrung.

Insofern gibt es an dieser Stelle keine Gegendarstellung, sondern nichts als volle Unterstützung: Jawohl, sie wird deine Erfahrung total sexy finden!

Allerdings müsstest du dir rechtzeitig überlegen, mit welchem Juwel aus deinem Schatz wertvoller Erfahrungen du das Schätzchen beeindrucken willst:

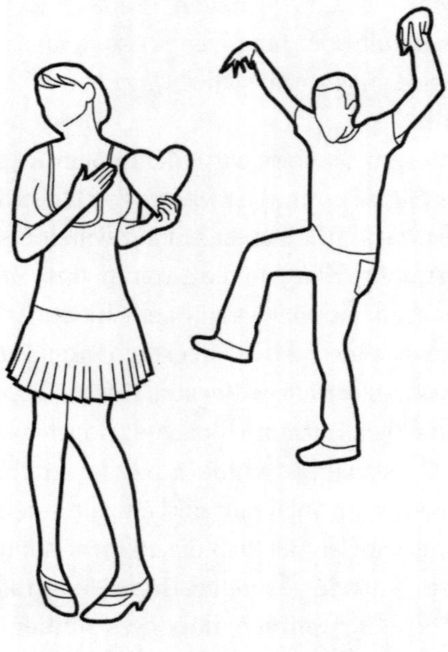

Ich habe die Erfahrung, Schätzchen! Dass du den Kranich aus »Karate Kid« noch kannst, wird seine Wirkung nicht verfehlen. Ganz sicher.

Wird sie darauf abfahren, dass du MacGyver-mäßig aus Streichholz, Büroklammer und Alupapier eine Rakete bauen kannst? Gewinnst du ihr Herz damit, eine 0,3er Hansapils-Dose in weniger als zehn Sekunden wegzushooten? Oder soll sie bestaunen, wie locker du immer noch den Kranich-Tritt aus »Karate Kid« beherrschst?

Was auch immer du wählst – es wird großen Eindruck machen.

ESSENS-NERD

Jeder Mann kennt einen Holger. Er muss nicht unbedingt so heißen, aber es geht um den Typ. Mit Holger konnte man früher richtig gut abhängen. Ein echter Gentleman, der wusste, was die Frauen wollen. Er flößte den kleinen Mädels immer Wodka-Cefrisch ein, schön eiskalt aus der Gefriertruhe, damit sie den Sprit nicht rausschmecken konnten. Nur eine Sache beherrschte er nicht: kochen. Holgers Vorstellung von »was kochen« sah so aus: einen Toast auf dem Bügeleisen anrösten und mit Tomatenmark bestreichen – finito.

Zwanzig Jahre später meldet sich Holger bei dir, natürlich über ein soziales Online-Netzwerk. Klar, dass du ihn eingedenk der coolen Jugendjahre in deine Freundesliste aufnimmst. Noch während du damit beschäftigt bist, auf seinem Profilfoto zu checken, wie weit *sein* Haaransatz zurückgewichen ist (unverschämt wenig, hat er wahrscheinlich digital dran rumgeschraubt), meldet Holger das Neueste aus seinem aufregenden Leben:

Noch kurz auf den Markt und gleich schön Muscheln in Weißweinsoße machen;-)

Fünf Minuten später legt er nach:

Der rote Montes aus Chile ist sehr rauchig, voll und fruchtig, mit ordentlich Tannin.

Spätestens jetzt solltest du Holger sofort wieder aus deinem Facebook-Zirkel löschen – und alle Erinnerungen an ihn gleich mit. Dein Kumpel ist zum Essens-Nerd mutiert.

Irgendwann Anfang der Nullerjahre muss es einen Moment gegeben haben, in dem die Welt auf den Kopf gestellt wurde. Irgendjemand hatte anscheinend entschieden, dass Selberkochen bei Jungs ab sofort nicht mehr »schwul« (Zitat Holger der Jüngere) war, sondern total in Ordnung, ja sogar hip.

Seitdem drehen sich männliche Fantasien nicht mehr um Ninja-Schwerter, sondern um japanische Kochmesser aus Damaszenerstahl. Statt Motoren rückt Olivenöl ins Zentrum des männlichen Interesses – allein bei dem Gedanken läuft es einem kalt gepresst den Rücken runter. Und Kaffeetrinken ist nicht mehr Koffein-Wirkungssaufen, sondern ein Genuss, der damit steht und fällt, ob die »Crema« auch perfekt gelingt. Dafür sind die Crema-Seelen sogar bereit, sich Gerätschaften in die Küche zu stellen, die mehr Raum fressen als ein italienischer Kleinwagen.

Kurz gesagt: Du hast die große Kochwende verpasst, deine Geschlechtsgenossen dagegen nicht. Genau deshalb wirst du in der zweiten Halbzeit viele Essens-Nerds treffen – Männer, die mit nackten Füßen am Herd stehen, Rucola putzen und dabei versuchen, so auszusehen, als seien sie aus einer Homestory der *Gala* entsprungen. Alte Saufkumpanen, die auf der verzweifelten Suche nach Alkohol sogar vor Papas Rasierwasser nicht haltgemacht haben, kriegen, kaum dass sie die vierzig passiert haben, einen halben Herzkasper, sobald in ihrem Wein auch nur ein Korkenmolekül schwimmt.

Deshalb Vorsicht! Behalte folgende Symptome im Auge, um angehende Essens-Nerds frühzeitig zu erkennen:

- Schau dich im Wohnzimmer deines Kumpels um. Steht im Bücherregal eine Ausgabe des *Kleinen Johnson* (ein einschlägiger Weinführer, der auf keinem bundesdeutschen Hochzeitstisch fehlen darf)? Oder womöglich der *Große Johnson*, die dicke Ausgabe für Hardcore-Oenophile? Dann kannst du dir sicher sein, dass in diesem Haushalt kein Chateau LeKnülle von der Tankstelle mehr aufgeschraubt wird.
- Typisch für den Essens-Nerd: Er hat die alten Jungs-Maßstäbe für Coolheit über Bord geworfen (Pferde-

stärken des Autos, Watt der Stereoanlage, Megahertz des PC). Stattdessen gibt er mit den technischen Daten seiner Küchenausstattung an. Protzt er zum Beispiel mit »zwanzig Sekunden von Null auf Hundert«, ist damit die Zeit genannt, die sein Induktionsherd braucht, um das Spaghettiwasser auf 100 Grad zu bringen.

- Achte auf Anzeichen des so genannten »Herkunftswahns«. Er lässt sich oft mit einem einfachen Trick diagnostizieren: Frage bei Tisch beiläufig: »Wo hast du das Steak her?« Normalerweise käme eine Antwort wie: »Aus der Kühlung bei Edeka.« Aber nicht beim Essens-Nerd! Er steigt voller Erregung in eine Story ein, die länger dauert als »Ben Hur«. »Ja, also der Frank – unser Metzger –, der kennt da in der Eifel einen Biobauern, bei dem die Kühe …« Bla-bla. Wenn das Dessert abgeräumt ist, weißt du, dass das Rind Gerd hieß und auf die frühen Platten von Joan Baez stand. Nach zwei, drei solcher Vorträge hast du verstanden, worum es in der modernen Küche geht: Es ist völlig irrelevant, wie ein Lebensmittel aussieht, riecht oder schmeckt. Solange es »aus der Region« kommt, ist alles gut. Völlig beruhigt dagegen kannst du in Haushalten sein, wo Kinder leben. An denen braust der Regional-Exzess ohne anzuhalten vorbei. Denn wenn Nachwuchs am Start ist, bleibt den Eltern keine Zeit, zwei Stunden über den Wochenmarkt zu hecheln, um nach einem Alligatorsteak aus heimischer Produktion zu fahnden. Eine Familie zu verpflegen bedeutet, Kohlenhydrate zu beschaffen und sie schnellstmöglich der Verdauung zuzuführen – wie in der guten alten Zeit.

Dumm nur: Im Prinzip ist gegen den Kochkult nichts einzuwenden. Essen ist der Sex des Alters – und bald der einzige, den du haben wirst.

EWIGE STUDENTEN

Diese Typen kennst du bestimmt auch: Obwohl sie längst arbeiten gehen und als Oberarzt oder Broker das Geld mit der Schubkarre nach Hause bringen, leben sie immer noch wie zu Uni-Zeiten. Solche ewigen Studenten erkennst du leicht an diesen Marotten:

- Sie schlagen bei jeder Party nach wie vor mit Isomatte und Nudelsalat auf.
- Sie kleiden sich für Dienstreisen, als wollten sie den Nanga Parbat besteigen und kauern mit Survival-Rucksack in der klimatisierten Lufthansa-HON-Lounge.
- Sie wollen bei dir übernachten, wenn sie zufällig in der Stadt sind.

- Sie weigern sich partout, ihren Pferdeschwanz aus dem ersten Semester abzuschneiden, selbst wenn davon nur noch die traurige Version *Vodühila* (vorne dünn, hinten lang) übrig ist.
- Sie lehnen das ➤ Aal-Prinzip völlig ab und beharren darauf, alles selber zu machen; die eternalen Kommilitonen fragen dich zum Beispiel ernsthaft, ob du ihnen beim Umzug helfen kannst.

Gegenüber ewigen Studenten solltest du eine Null-Toleranz-Politik praktizieren. Lass dich nicht in ihr

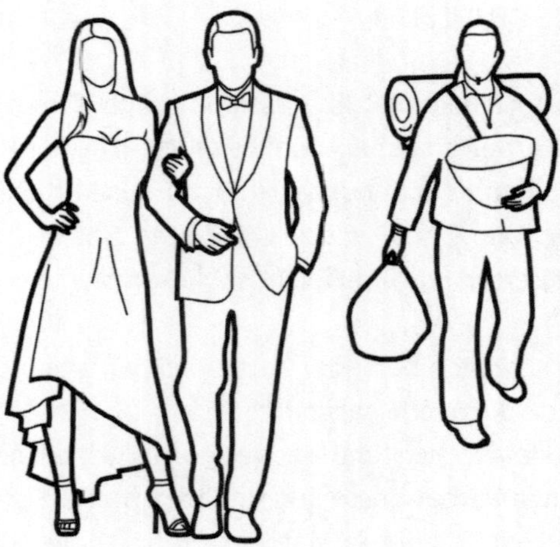

Steht nach wie vor mit Isomatte auf der Matte: Der ewige Studi läuft selbst mit vierzig noch wie zur Ersti-Fete auf oder erwartet, dass du ihm beim Umzug hilfst.

Studi-Gespare reinziehen! Kommen ständig diese »Könntest du mal«-Anfragen, ist es Zeit für eine Klarstellung frei nach *Fettes Brot*: Es ist *nicht mehr* Neunzehnsechsundneunzig!

Wenn du heute Umzugskartons anderer Leute schleppst und dich dabei verletzt – was so gut wie sicher ist –, fällt nämlich nicht nur ein Partywochenende ins Wasser, sondern der Rest deines Erwerbslebens. Und sollte der ewige Studi bei dir pennen, verbringst du die kostbaren, einzig freien Stunden am Samstagvormittag damit, seine Haare aus dem Duschabfluss zu popeln. Ach ja, und eine Isomatte für die Übernachtung nach der Party braucht auch niemand mehr mitzubringen. Ab vierzig schläft man schon während der Fete, und zwar im Sessel (➤ Schlummer-Party).

Facebook-Streber

Zwanzig Jahre, die sich wie zwei angefühlt haben, ist es her, dass du in diesem auberginefarbenen Sparkassen-Kassierer-Sakko – mit hochgekrempelten Ärmeln! – vor dem Direx standest, um dir dein Abizeugnis abzuholen. Was für ein Tag! Ihr habt in der Sonne auf dem Parkplatz gechillt (obwohl es das Wort noch nicht gab), ein Hansa-Pils abgeschüttet und euch ewige Freundschaft geschworen.

Das Letzte, was du danach von all den neuen Blutsbrüdern und -schwestern gehört hast, war ihr kaputter Auspuff – gefolgt von zwanzig Jahren Stille. Und damit konntest du ziemlich gut leben.

Doch dann kam das so genannte Web Zwei-Null – und mit ihm Mails von den größten zwei Nullen aus deiner Stufe (daher der Begriff). Und nicht nur von denen. Zahlreiche unerhebliche Gestalten aus deiner Pennälervergangenheit teilten dir aus heiterem Himmel mit, dich ab sofort ganz doll lieb zu haben, wenn du sie auch ganz doll lieb hast.

Semikolon, Bindestrich, Klammer zu.

Wie sind diese armen Irren nur auf die Idee gekommen, dass du ab sofort im Sekundentakt über das Kleingedruckte aus ihrem Leben informiert werden willst? Haben sie einfach nur vergessen, dass du zu Schulzeiten lieber gestorben wärst, als die gleiche Luft wie sie zu atmen?

Dieser ganze *Loser Generated Content* nervt gewaltig. Denn die meisten Kollegen, die sich ständig auf diesen unendlichen digitalen ➤ Ehemaligentreffen rumdrücken, sind absolute Vollpfosten – Streber, die einen neuen Platz zum Streben gefunden haben*.

---

* Der Autor freut sich über begeisterte Zustimmung unter: http://tinyurl.com/gillies-du-idiot

Was nicht heißt, dass die Web-Sache nicht auch ihr Gutes hätte. Schließlich hat ein weiser Mensch einmal gesagt: »Das Internet ist für junge Mädchen, die Fotos von sich online stellen – und für alte Männer, die sie sich anschauen.« In diesem Sinne: Nutze die Power des Netzwerks – zum Beispiel für deine Vorrecherche zum realen Abitreffen: Reingehen, checken, welche Schulbankflamme sich zur respektablen ➤ MILF gemausert hat, und wieder raus.

Nur übertreiben solltest du das Facebook-Xing-Ding nicht, sonst wirst du selbst zum Facebook-Streber. Nicht umsonst hat der große George Clooney einmal gesagt: »Ich lasse mich lieber live im Fernsehen rektal untersuchen – und zwar von einem Kollegen mit kalten Händen –, als eine Facebook-Seite zu betreiben.« Sprachs und beauftragte seine PR-Agentur, seine Seite zu betreiben. Sehr elegant, George, sehr elegant.

FETTVERBRENNUNG

Sport früher, das bedeutete Blut, Schweiß und manchmal auch Tränen. Doch das ist lange her. Ab sofort lautet das einzige Ziel all deiner sportlichen Aktivitäten: Fettverbrennung. Ganz egal, was für eine Sportart du treibst, wie exklusiv oder wie gefährlich sie ist – Hauptsache, es wird viel Fett dabei verbrannt. Denn nur so kannst du vor deinem Fitnessgewissen die nächste ➛ Jahrescurrywurst rechtfertigen.

Insofern darfst du dich nicht wundern, wenn am Kneipentresen auf deinen Hinweis: »Ich war im Urlaub in Nordaustralien – mit Salzwasser-Krokodilen ringen« dein Kumpel erwidert: »Ist ja cool. Wie viele Kalorien verbrennt so was pro Stunde?«

Hart, aber wahr: Fatburning macht einfach Sinn. Wer sich konsequent auf die Fettverbrennung konzentriert, kann quasi dabei zugucken, wie Hüftpölsterchen dahinschmelzen wie Schnee in der Sonne – und die Lebensfreude gleich mit.

FLUCHTPLAN

»Ach, ich häng einfach nur so rum.« Als Studi kam man mit so einer Ansage durch, jenseits der vierzig wird die Sache schon schwieriger. Schließlich erwartet die Gesellschaft, genau genommen deine Lady, dass du langsam mal karrieretechnisch pflügst und säst, damit ab fünfzig geerntet werden kann, sprich, zweimal im Jahr Tauchen auf den Seychellen drin ist. Rumhängen geht also nicht mehr.

Besser gesagt: *Sichtbar* rumhängen.

Du kannst dir nämlich auch mit vierzig durchaus ab und zu eine Auszeit gönnen – es darf nur keiner mitkriegen. Wie locker dein Leben abläuft, hängt ab sofort davon ab, wie gut dein Fluchtplan ist.

Gefragt sind in Zukunft vor allem gute Ausreden. Theoretisch dürfte es dir nicht schwerfallen, dem Nichtstun weit entfernt von Familie und Lady einen produktiv klingenden Namen zu geben, schließlich haben Männer das durch die Jahrtausende hindurch perfektioniert. Das systematisch getarnte Rumhängen begann mit der Mammutjagd, später kam der aus PR-Sicht besonders geniale Kreuzzug, heute liefert die Geschäftsreise den perfekten Fluchtanlass, oder eine nebulöse »Networking«-Veranstaltung beschert einen Abend mit Notworking.

Überhaupt eröffnet die moderne Businesswelt ständig neue Möglichkeiten, sich abzuseilen. Von der Pussy gepeitschte Arbeitspsychologen mögen zwar beklagen, dass die Grenzen zwischen Arbeit und Privatem immer mehr verschwimmen – aber genau das ist ja das Gute! Nimm zum Beispiel den bösen, bösen Blackberry, die kleine Mailmaschine für unterwegs: Dank dieses Wunderkastens kannst du die Geburtstagsfeier deiner Schwiegermutter einfach mal für eine halbe Stunde verlassen. Früher absolut undenkbar.

Das läuft so: Der Blackberry piept, du schaust besorgt drauf und murmelst ein kurzes »'tschuldigung« in die Runde. Und schon bist du *frei, frei, frei*! Du kannst dich mit dem Teil eine satte halbe Stunde verziehen, um im Web nach neuen Tittenbildchen zu jagen, und wenn du zurückkommst, wird dich trotzdem niemand kreuzigen! Nein, alle fragen dich mit mitleidigem Blick: »Viel zu tun, oder?«. Dann wirst du, wie schon deine Vorfahren in der Steinzeit, stumm nicken, und diesen Blick aufsetzen, der sagt: »Ja, die Jagd war wieder verdammt anstrengend.«

FRAU 2.0

Dein Leben ist ein Update: Schon eine Minute, nachdem du den brandneuen PC zum ersten Mal eingeschaltet hast, blinkt am Bildschirmrand die Meldung, dass dein Betriebssystem hoffnungslos veraltet ist und dringend aktualisiert werden muss. Und so geht es mit fast allen Sachen: Autos, Möbel, Jeans – alles wird ständig ausgetauscht und upgedated.

Nur Frauen nicht. Bei denen soll die Version 1.0 ein Leben lang halten.

Völlig rückständig, oder? Deshalb ist es gerade jenseits der vierzig dein gutes Recht, über eine Frau 2.0 nachzudenken (➤ Aus-Wechseljahre). Dieses Update ist von der Natur ja quasi vorgegeben, sonst würde sich dein Gehirn nicht 95 Prozent der wachen Zeit mit folgendem Gedanken beschäftigen: *Wie wäre es, mit einer anderen Frau zu schlafen?*

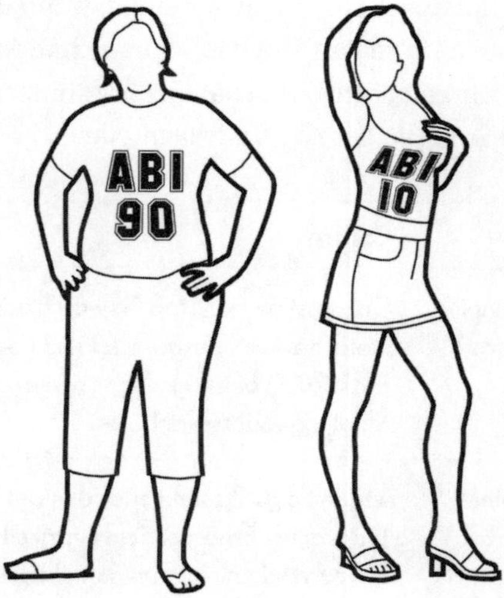

Höchste Zeit, einen Jahrgang runterzuschalten. Aber Vorsicht: Es drohen erhöhter Wartungsaufwand und schlimme Zerrungen.

Gute Gründe, sich an fremden Ufern umzuschauen, gibt es reichlich. Guck dir doch einfach mal deine Partnerin an: Seit ihr zusammen gezogen seid, trägt sie nahezu jeden Abend eine Art Jogginganzug, den sie selber sehr hochgestochen als »Hausanzug« bezeichnet. Und in den letzten Jahren ist er so groß geworden, dass man tatsächlich bald ein ganzes Haus damit bedecken könnte.

Nein, du musst dich nicht schämen, wenn du über ein Update nachdenkst. Doch lohnt es sich wirklich, einen Abi-Jahrgang runterzuschalten? Hier hilft nur eine profunde Analyse der Vor- und Nachteile:

Pro	**Contra**
Sex mit einer jungen Frau	Du musst dir non stop Gewäsch über »total harte« Klausuren, schlecht bezahlte Praktika, Wohnungsnebenkosten und Studiengebühren anhören.
Sex mit einer jungen Frau	Jeden Samstag steht Shoppen auf dem Programm. Erhöhter Schwierigkeitsgrad: Du darfst dir nicht anmerken lassen, wie viel Spaß dir das »Bummeln« wirklich macht (nämlich weniger als die Prostata-Vorsorge).
Sex mit einer jungen Frau	Du musst *nach* dem Ende der »Tagesthemen« noch das Haus verlassen, um in einen Club zu gehen, wo dich alle anschauen, als seiest du ein verdeckter Ermittler vom Jugendamt.

Du siehst: Frauen sind anders als Autos. Bei den Ladys steigt der Wartungsaufwand, je *jünger* das Modell ist, nicht je älter. Und den einzigen Vorteil einer frischen

Partnerin (Sex) kannst du auch nicht richtig genießen, denn dabei drohen – wie bei allen Aktivitäten über vierzig – schlimme Zerrungen (➛ Aufwärm-Zwang). Wenn du wissen willst, ob sich der buchstäbliche Aufriss lohnt, führe den ➛ Waltons-Test durch.

FRISUR

Solltest du zu den glücklichen Bastarden gehören, die noch ein Haupthaar besitzen (➛ Lichte Momente), stellt sich in Zukunft eine bange Frage: Welche Frisur kann man mit vierzig tragen? Achtung: Hier liegt ein modisches Minenfeld! Denn wer sich auf dem Kopf stylt wie die Jonas Brothers, Justin Bieber oder ein anderes One-Shit-Wonder, das eine Nanosekunde lang angesagt ist, läuft Gefahr, in die Abgründe der ➛ Junggebliebenen abzustürzen. Um es ganz klar zu sagen: Jungs, die noch darauf warten, dass ihnen abseits des Kopfes Haare wachsen, sind als Frisuren-Vorbilder ungeeignet!

Wie fast immer solltest du auch beim Haarstyling auf ➛ Trendimmunität setzen. Unbedenklich sind Seitenscheitel und moderate Tolle, fast immer grenzwertig aussehen lässt dich dagegen Ins-Gesicht-Gebürste wie bei den Britpoppern der Neunziger.

Geheimnummer

Falls du Kinder gezeugt hast, ist das die einzige Art von Geschlechtsverkehr, die es für dich in Zukunft gibt. Die Geheimnummer wird nötig, weil ihr abends – und das bedeutet bei jungen Eltern so gegen 19.03 Uhr – auf dem Sofa ins Feierabendkoma fallt. Schlechte Voraussetzungen für einen Allnighter bei Kerzenschein! Also bleibt euch nichts anderes übrig, als die Ehe tagsüber zu vollziehen, zu einer Zeit also, zu der auch diese kleinen Menschen durch eure Wohnung marodieren. Und sie erwarten Diskretion.

Das ist jedoch kein Grund zur Verzweiflung! Es gibt reichlich würdevolle und nicht minder prickelnde Alternativen zum abendlichen Sex. Da wären zum Beispiel diese zwei klassischen Geheimnummern:

- **Badezimmer-Blowjob.** Ihr verabredet euch zu einem verschwiegenen Stelldichhin neben der Nasszelle. Erhöhter Schwierigkeitsgrad: Da ihr aus Angst davor, die lieben Kleinen könnten sich versehentlich einschließen, den Badezimmerschlüssel versteckt habt, musst du während des Blowjobs mit einer Hand die Klinke hochdrücken bzw. dich gegen die Tür stemmen, weil die Kinder von außen mit brachialer Kraft dagegenwummern.

- **Mieder ohne Worte.** Ab einem gewissen Alter verlangen Kinder Erklärungen, zum Beispiel dafür, dass zwei erwachsene Menschen am Samstagmorgen nach dem Frühstück nochmal ins Schlafzimmer gehen, und das nur mit Unterwäsche bekleidet! Damit eure Tarngeschichte (»Mama und Papa müssen noch was besprechen«) nicht auffliegt, dürfen eure Aktivitäten auch nur nach Besprechung klingen. Euch bleibt also nichts anderes übrig, als ordentlich abzuschließen und nur das Nötigste stumm wie die Fische zu verrichten. Bis auf das rhythmische Gluckern von insgesamt 2,5 Liter Kaffee in euren Mägen – die Minimaldosis für junge Eltern – darf nichts zu hören sein. Der Dirty Talk beschränkt sich auf: »Fertig?« – »Fertig.«

GOLDENE REGEL

Kurz nach dem Bergfest wird folgender Gedanke zum ersten Mal durch dein Hirn schießen: *Ich kenne doch alle Antworten! Warum fragt mich denn niemand?*

Vorsicht: Das sind erste Anzeichen von schlimmer Alters-Klugscheißerei! Wer nicht als uncooler Schrat enden will, hält sich immer an die goldene Regel des sozialverträglichen Alterns. Sie lautet: *Du hast nicht automatisch recht, bloß weil du älter bist.*

Wer die goldene Regel beherzigt, erspart sich bis ans Lebensende 99,99 Prozent aller Zänkereien mit Jüngeren. Und das bedeutet, man kann länger in Ruhe ➛ einfach so sitzen.

GOLDGRÄBERINNEN

Als das Unterwäschemodel Anna-Nicole Smith 1994 den greisen Ölmagnaten J. Howard Marshall heiratete, war die weltweite Männlichkeit zu Recht tief deprimiert. Ein besonders böser Reporter machte seinem Ärger dadurch Luft, indem er das Playmate fragte, was ihr als Erstes aufgefallen sei, als sie den 89-jährigen Multimilliardär zum ersten Mal getroffen habe. Daraufhin soll Frau Smith völlig ungerührt geantwortet haben: »Seine schönen Augen.«

Ja, so sind sie, die Goldgräberinnen: durch und durch ehrlich.

Es ist der älteste Deal zwischen den Geschlechtern: Mieder trifft König Midas, eine Dame mit 90–60–90 sucht Herren in eben dieser Altersklasse; sie hat die Beauty und sucht das Bankkonto.

Auch du wirst in Zukunft Bekanntschaft mit solchen sogenannten Goldgräberinnen machen. Sie lassen sich in freier Wildbahn leicht an folgenden Merkmalen erkennen:

1. Obwohl die Dame vom Aussehen her in einer Liga kickt, die weeeeeit oberhalb deiner eigenen liegt, interessiert sie sich seltsamerweise brennend für dich.
2. Die Lady hat Pläne im XXL-Format (Wellnessklinik für depressive Windhunde), aber haut dich nach dem Date auf einen Euro fürs Parkhaus an.
3. Sprichst du sie darauf an, faselt sie etwas von deinen »schönen Augen«. Wahlweise preist sie deinen »tollen Humor«, was so ziemlich die unverfrorenste Heuchelei ist, zu der Frauen fähig sind. Oder hat man jemals ein weibliches Wesen in der Geschichte der Menschheit sagen hören »Gott, ich wünschte, Brad Pitt würde sich endlich ein Hemd anziehen und ein paar Witze erzählen!«?

Als kühler Analytiker, der du als Mann nunmal bist, lässt du dich von der Dame nicht einwickeln, sondern denkst sofort: *Oh mein Gott! Dieses Superbabe steht auf mich! Ich habe mich all die Jahre total unter Wert verkauft!*

Erst, als sie ein Kompliment über dein »schönes Lächeln« macht, siehst du ein: Hier ist eine Goldgräberin am Werk, die – zu Recht oder auch nicht – glaubt, dass Männer im Mittel-Alter über reichlich Mittel verfügen.

Daran ist absolut nichts auszusetzen. Auch du solltest dich in Zukunft den Goldgräberinnen nicht verschließen. Schließlich gehen viele glückliche Ehen auf

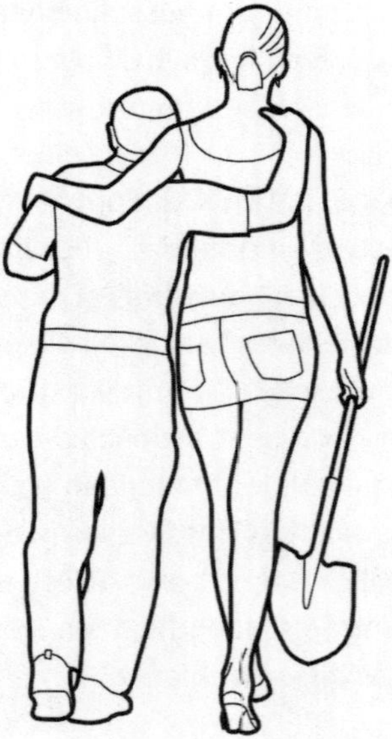

Lass dich angraben! Die Goldgräberin schlägt dir ein faires Geschäft vor: Beauty gegen Bankkonto.

zunächst bizarr anmutende Schürf-Aktionen zurück. Allzu viel Treue kannst du allerdings nicht erwarten. Denn sobald deine Edelmetall-Ader erschöpft ist, zieht die Goldgräberin weiter zum nächsten Sugardaddy.

Es gibt auf der Erde nämlich verdammt viele 89-jährige Milliardäre mit schönen Augen.

GRAUEN

Es gibt wirklich jede Menge verdammt gute Gründe, Horror vorm Alter zu haben. Bis auf einen: graue Haare. Denn in diesem Punkt ist das Grauen völlig ungerechtfertigt.

Die Erklärung ist simpel: Auf der ganzen Welt verbindet man graue Haare mit Kompetenz, Wohlstand, Reife und Verantwortungsbewusstsein. Nicht umsonst heißt das Sprichwort »Je grauer, je schlauer«. Diese absolut lachhafte Illusion, der alle Welt erlegen ist, solltest du nach Kräften ausnutzen und stolz jedes graue Haar präsentieren!

Klar gäbe es auch Mittel, das Ergrauen aufzuhalten. Die kosmetische Industrie bietet ein ganzes Arsenal von Mitteln an, die nichts Geringeres als »perfekte Grauabdeckung« versprechen oder die alte Haarfarbe wiederherstellen. Und das ist nicht gelogen: Deine Mähne wird nach der Behandlung so pechschwarz schimmern, als seiest du ein Roadie bei der Altgruftie-Kapelle *The Jesus and Mary Chain*.

Also: Finger weg vom Färbemittel! Nicht umsonst führen bei den Wölfen selbstverständlich die grauen Exemplare das Rudel an. Was allerdings auch erklärt, warum die Wölfe bei uns weitgehend ausgestorben sind.

(G)REISWAFFELN

Ein Grundnahrungsmittel von Männern über vierzig. Denn (G)reiswaffeln stellen das perfekte Nahrungsmittel für eine Welt dar, die vom ➛ Kalorienwahn befallen ist. Sie sind nahezu frei von Fett, Salz, Geschmack und Gluten. Kenner bevorzugen die Variante ohne Salz, mit der zarten Würze von frisch aufgetragenem Bauschaum. Früher knabberten nur Ökos an den pappigen Fladen, mittlerweile stehen sie auf jedem zweiten Büroschreibtisch. Also nicht wundern, wenn du demnächst in einer Runde von Fitnessmännchen sitzt und jemand auf die Frage »Hast du noch eine für mich?« wie selbstverständlich eine (G)reiswaffel schnorren darf.

GÜRTEL-LIFTING

Wie schon mehrfach angedeutet, gewinnt ein Thema ab vierzig besonders an Bedeutung: Gewichtszunahme, oder besser gesagt: Gewichts-Tsunami. Genauso unbändig wüten nämlich die Naturkräfte ab jetzt rund um deine Hüfte. Sie wüten und wüten, und plötzlich, an einem Dienstag so gegen 19.02 Uhr, ist sie da – eine Fettfalte, die *über* den Gürtel schwabbelt.

So geht es nicht weiter, wirst du denken, so leicht zwingt mich Mutter Natur nicht in die Knie! Dieses

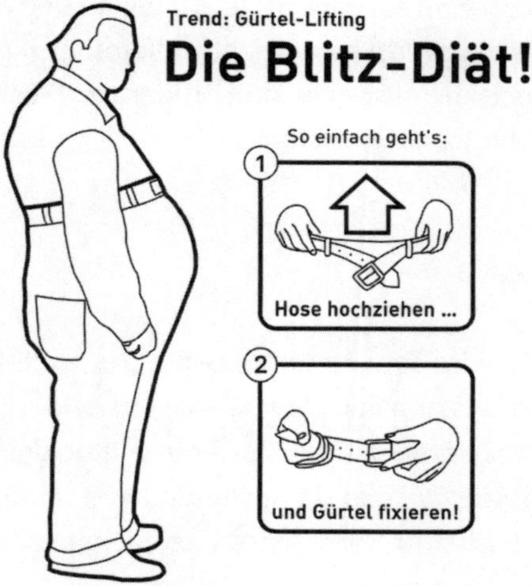

Schluss mit Speck, der über den Hosenbund schwabbelt! Wie erfolgreich Gürtel-Lifting ist, zeigen alte Säcke: Rechtzeitig zur Rente sitzt bei ihnen der Hosenbund unter den Achseln.

Übel muss sofort an der Wurzel angepackt werden. Also greifst du entschlossen an den Hosenbund – und ziehst ihn einfach hoch, bis die Fettfalte wieder *unter* dem Gürtel herausquillt. Problem gelöst.

Opas zeigen jeher, wie erfolgreiche dieses Gürtel-Lifting sein kann. Sie zerren den Hosenbund jedes Jahr ein Stückchen weiter hoch Richtung Hals, sodass der Gürtel beim Start in die Rente direkt unter den Achseln sitzt.

Gesamturteil zu dieser Diät-Strategie: Eine probate Maßnahme gegen Übergewicht – allerdings nur, wenn du gemeinsam mit deinen drei Brüdern im Westerwald einen Schrottplatz betreibst.

H-FRAGE

Das reife Hirn ist ungeschlagen darin, sich Unfallszenarien auszumalen. *Was ist, wenn jetzt etwas schief geht*?

Dieser Gedanke ist künftig der Grundton deines Alltags. Mit vierzig lebst du nicht nur in der ununterbrochenen Panik vor Einbrechern (➤ Sicherheitsbeauftragter), sondern vor Unfällen jeder Art.

Vorbeugen ist deshalb ab sofort oberste Bürgerpflicht. Auf deinem Videorekorder blinkt ständig »00:00« – weil du bei Gewitter sicherheitshalber alle Stecker im Haus rausreißt (Blitzschlag!), ebenso bei jedem Wochenendausflug (Schwelbrand!) und nach jeder Lektüre von *Stiftung Warentest* (Stromverschwendung!). Kinder dürfen bei dir erst skaten, nachdem sie mit Ellenbogen-, Knie- und Handschonern sowie Mundschutz und Helm ausgerüstet wurden, und als echter Veteran schwadronierst du beim Anlegen der Protektoren davon, dass ihr damals mit »Knieschonern aus Schorf« Vorlieb nehmen musstet.

Nicht mehr wegzudenken aus deinem Leben ist

fortan auch der ADAC – schließlich hängt der Himmel jedes Vorbeugers voll gelber Engel. Ohne Auslandsschutzbrief verlässt der Vierzigjährige seine Heimat grundsätzlich nicht, und auch nur, wenn das Dokument den weltweiten Rücktransport mit einer Bundeswehr-Transall garantiert.

Soweit der unheikle Teil. Doch nun zur H-Frage: Muss ich ab vierzig einen Helm auf dem Fahrrad tragen?

Zur Abwechslung hier mal eine völlig seriöse Statistik: In der Fahrradnation Holland trägt so gut wie niemand eine schützende Kopfbedeckung – und trotzdem ist Radfahren hinterm Polder so sicher wie nirgendwo sonst auf der Welt. Das nur so als Denkanstoß. Wenn du dich trotzdem absolut sicher vor Verletzungen und Blicken attraktiver Frauen schützen willst, kannst du natürlich einen Helm tragen.

HERR AUF HARLEY

Erinnerst du dich noch an den Tag, als du dein erstes richtiges Fahrrad bekommen hast? Genau, dieses grüne Klapprad, das dir deine Eltern anstelle des coolen BMX-Rads geschenkt haben, das eigentlich auf deinem Wunschzettel stand. Und weißt du noch, was dann abging? Genau: Du hast dich auf den Bock gesetzt, mit der rechten Hand wie bekloppt am Lenkergriff gedreht und dabei Folgendes gesagt: »NÄÄÄÄÄÄÄÄÄÄÄÄÄÄÄÄÄÄHM, NÄ-NÄ-NÄ-, NÄHHHHHHHHHHHHHHH …«

In deinem kleinen Köpfchen hocktest du nämlich nicht auf einem Klapprad, sondern auf einer Enduro und warst im Begriff, den Stunt deines Lebens durchzuziehen. Vor dir: Der staubige Boden, die Todesrampe und dahinter ungefähr 126 Busse, über die du in wenigen Sekunden springen würdest, genau wie dein Held Colt Seavers – oder Evel Knievel, je nach Geburtsjahrgang.

Und jetzt schau dir mal so einen alten Sack an, der am Wochenende mit seiner Honda Goldwing über die

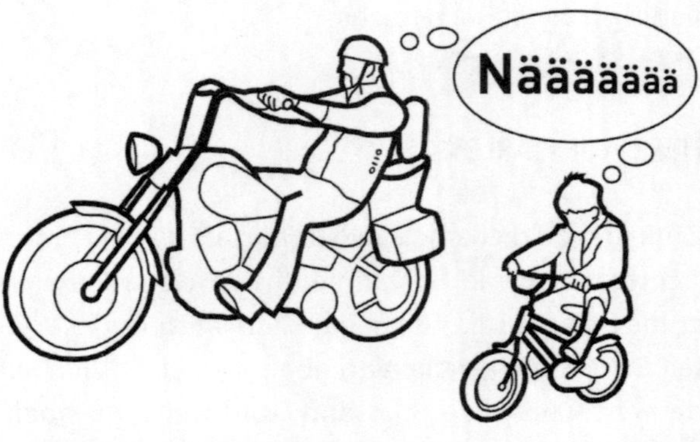

Reifer Dicker auf dickem Reifen. Ab vierzig ist es an der Zeit, mit dem Lenkergriff wirklich Gas zu geben.

Landstraße zuckelt. Okay, du kannst ihn auf seinem Bock kaum erkennen, weil am Lenker mehr Lederfransen hängen als an den gesamten Village People. Aber achte mal auf sein Gesicht. Siehst du ihn – diesen leicht hochgezogenen Mundwinkel? Genau, still und heimlich denkt der Typ auf jedem Meter: »NÄÄÄÄÄÄÄÄÄÄÄÄÄÄÄÄÄHM, NÄ-NÄ-NÄ-, NÄHHHHHHHHHHHHHHH …«

Und warum auch nicht? Es ist die Erfüllung eines Männerlebens, mit der rechten Hand an einem Griff zu drehen und einen Motor aufheulen zu hören. Deshalb solltest du allen Leuten, die behaupten, Motorräder seien nur was für junge Männer, die hohe Stirn bieten: Harley und Haarteil passen wunderbar zusammen! Du darfst bloß nicht denken, dass dich der Bock irgendwie jünger macht (➛ Junggebliebene).

HEIM-TÜCKEN

Das Drama beginnt mit einem ganz harmlosen Satz: »Boah, so viel Miete zahlst du? Dafür kannste dir ja ein Haus *kaufen*!« Ins Ohr säuseln wird ihn dir einer deiner total verspießten Freunde, die ins Lager der Häuslebauer gewechselt sind. Ohne Gnade wird er dich auf irgendeiner Party damit nerven. Und während du langsam einnickst (➛ Schlummer-Party), feuert der Typ total plausibel klingende Rechnungen auf dich ab, die Worte auf Suaheli enthalten wie »Baufi« oder »Kubatur«. Spätestens nach einer halben Stunde bist du so weich gekocht, dass die große, lebensverändernde Erkenntnis endlich dein Gehirn erreicht: *Oh mein Gott! Wenn ich jetzt nicht sage, dass nur Idioten zur Miete wohnen, lässt er mich niemals in Ruhe.*

Also sagst du: »Nur Idioten wohnen zur Miete« – und pronto: Du darfst einschlafen.

Die Gehirnwäsche hat jedoch Spätfolgen. Wenn du am nächsten Morgen aufstehst, kommt dir folgender Gedanke: Vielleicht ist dieses Hausbesitzer-Ding ja doch nicht so schlecht – auf so eine *Playboy*-Mansion-mäßige Art natürlich. Und mit dem Bild von Hefners Harem im Kopf fängst du schon vor dem Frühstück an, ein paar Immobilienseiten im Web abzugrasen.

Nach ein paar Minuten hast du, der erfahrene Jäger, den Markt total durchschaut und die Beute in drei Klassen eingeteilt:

A: Alte Häuser. Schnuckelige Juwelen aus der Gründerzeit mit hohen Decken, Stuck und Stäbchenparkett, alles top modernisiert natürlich. Oder coole, ebenfalls kernsanierte Bungalows mit gigantischen Glasfronten und Eckfenstern im Bauhaus-Stil (zu diesem Zeitpunkt denkst du bei dem Wort übrigens noch nicht an den gleichnamigen Baumarkt).

B: Neue Häuser. Wahre Wunder der Energiespartechnik, mit Erdwärmeanlage im Vorgarten, Solarzellen auf dem Dach und Blockheizkraftwerk im Keller. Diese Dinger verbrauchen so wenig Energie, dass du den Klimawandel quasi alleine aufhalten kannst. Plus: Es ist ein Neubau, das heißt, du kannst selbst bestimmen, wie alles später aussehen soll.
C: Häuser, die du dir leisten kannst.

Und dann kommt der Schock: Als Kind der Siebziger, das noch gelernt hat, mit einem LÜK-Kästchen umzugehen, stellst du schnell fest: A, B und C bilden keinerlei Schnittmengen!

Ein frustrierender Moment. *Was? Für all das Geld kriege ich nur einen asselverseuchten Nachkriegsbunker? Das kann doch nicht sein!*« (Immobilienprofis nennen diesen schmerzhaften Erkenntnisprozess übrigens, »ein Gefühl für den Markt bekommen«).

Also heuerst du zähneknirschend einen Makler an, der verspricht, etwas Schönes in deiner »Preisregion« zu finden. Ungefähr sechs Monate später ziehst du in einen asselverseuchten Nachkriegsbunker – und musst obendrauf 15 000 Euro Maklerlöhnung abstottern.

Das macht zu diesem Zeitpunkt allerdings keinen Unterschied mehr, da du ohnehin über beide Ohren verschuldet bist. Jawohl, du kannst dich ab sofort den stolzen Besitzer einer Hypothek nennen, und die kann man – das verrät schon das Wort – nicht einmal hypothetisch zurückzahlen. Damit du das nicht vergisst, schicken dir diese verdammten Haie von der Bank einmal im Jahr einen Auszug, der ungefähr so aussieht:

Darlehensbetrag: 150 000
Bisher gezahlt (*Tilgung und Zinsen*): 23 456

Verbleibende Restschuld: 150 000

Selbst der finanzielle Laie dürfte die Botschaft erkennen: Der Empfänger dieser Zeilen wird zahlen, bis er die Reise ins letzte Loft antritt – vorausgesetzt, der große Makler im Himmel hat was in seiner »Preisregion« frei.

Bis es so weit ist, kannst du schätzungsweise vierzig Jahre lang das großartige Gefühl genießen, Hausbesitzer zu sein. Andere Leute kennen dieses Gefühl unter folgendem Begriff: *Angst*.

Traurig, aber wahr. Als Immobilienbesitzer lebst du in ständiger Angst. Sie quält dich, sie verfolgt dich, sie hält dich nachts wach und bringt dich dazu, dir aus Frust eine Plauze anzufressen – die so genannte »Eigenheimzulage«. Und all das nur, weil du dich vor den verhängnisvollen vier Worten fürchtest, die da lauten: *Können Sie mal kommen*?

Diesen Satz brüllen die Handwerker nämlich immer

dann durchs Haus, wenn sie mal wieder eine besonders böse Zeitbombe entdeckt haben. Und das tun sie häufig.

Ein Haus ist nämlich wie ein einarmiger Bandit. Ab und zu zieht das Schicksal am Hebel, und Tadaa! – dein Geld ist weg. Erfahrene Hausbesitzer kennen das Phänomen als Tausender-Regel: Jedes *Können Sie mal kommen* kostet mindestens tausend Euro.

Also zum Beispiel:

Können Sie mal kommen …

- *… hier ist ein Wasserfleck an der Wand.* = 1000 Euro
- *… Ihr Brenner hat auch schon bessere Zeiten gesehen.* = 1000 Euro
- *… das Fenster sollten Sie dringend erneuern lassen.* = 1000 Euro.

Still und heimlich wird dir dein kleines Immomonster also das Geld aus der Tasche ziehen. Erst kannst du den Urlaub knicken, dann das neue Auto, und spätestens, wenn die Handwerker dir nur noch den Hartz-IV-Satz übrig lassen, lautet die Frage frei nach Ikea: L*ebst du noch oder wohnst du schon*?

Strich drunter: Hausbesitzer zu sein bedeutet, dass das Haus dich besitzt. Doch zwischen allem Reparaturterror und Hypotheken-Blues gibt es auch Hoffnung. Eines Tages nämlich wirst du aufwachen und verstehen, was man als Hausbesitzer wirklich braucht: Die Fähigkeit, einfach nicht darüber nachzudenken.

Also denkst du einfach nicht mehr über die ganzen kleinen Zeitbomben in deinen vier Wänden nach und beschließt, dass die *Können Sie mal*-Fraktion dich mal kann. Lass es halt reinregnen.

Von diesem Moment an wird alles gut.

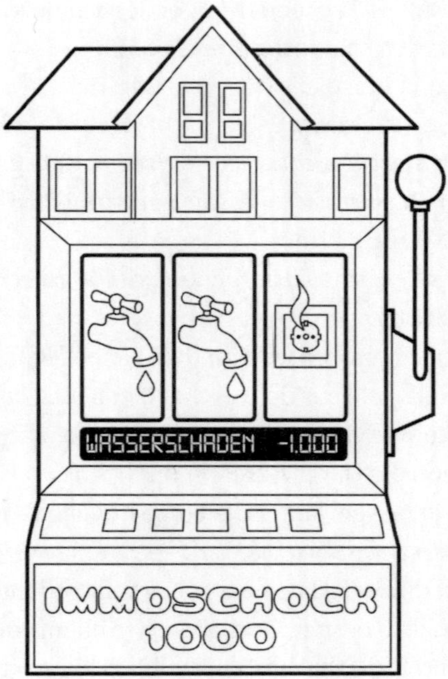

Heimsuchungen. Ein Haus ist wie ein einarmiger Bandit: Ab und zu zieht das Schicksal am Hebel – und wieder sind 1000 Euro weg.

HEIM-VORTEIL

Nur fürs Protokoll: Eine eigene Immobilie bietet auch immens viele Vorteile. Du kannst dich ständig in den ➤ Baumarkt abseilen, einen ➤ Hochdruckreiniger anschaffen oder dutzendweise Zeitschaltuhren installieren (➤ Sicherheitsbeauftragter). Vor allem aber hast du als Eigenheim-Besitzer endlich freie Bahn: Du kannst Partys feiern, ohne Angst davor haben zu müssen, dass der Vermieter die Bullen anruft. Denn – hey – der Vermieter bist du!

Halt – so ein richtiger Vorteil ist das doch nicht. Schließlich sind Feten ab vierzig notorisch früh zu Ende (➤ Schlummer-Party). Und die Jungs in Grün rücken eher selten aus, wenn abends um halb zehn eine Ruhestörung gemeldet wird.

HIGHLANDER-ILLUSION

Der fixen Idee, unsterblich zu sein, hängt jeder junge Mensch an. Die Highlander-Illusion ist der feste Glaube daran, dass einem nichts wirklich Schlimmes widerfährt. Totalcrash mit dem Auto, ernsthafte Krankheiten, völlig versiebte Prüfungen – vor all diesen Dingen fühlt sich der echte Highlander einfach sicher. Deftig könnte man seinen Glauben so zusammenfassen:

Scheiße passiert anderen. Und irgendwie muss auch was dran sein, sonst könntest du diese Zeilen ja nicht lesen.

In den nächsten Jahren allerdings solltest du dich darauf einstellen, dass die Highlander-Illusion *eventuell* ein paar Kratzer abkriegt. Der ein oder andere Scheiß wird wahrscheinlich passieren.

Aber natürlich nur den anderen, Herr Highlander, nur den anderen …

HOCHDRUCKGEBIETE

Was soll die Gesellschaft gegen kriminelle Jugendliche machen? Dazu hatte der französische Ministerpräsident Nicolas Sarkozy vor einigen Jahren eine blitzgescheite Idee: Man müsse einfach »mit dem Kärcher« durch die Vorstädte gehen, schlug der Nachwuchs-Napoleon, seinerzeit Innenminister, ungerührt vor. Ein Hochdruckreiniger werde den Radaubrüdern schon Beine machen.

Der Ausspruch schlug ein wie eine Bombe. Sozial-Sensibelchen rund um die Welt bekamen reihenweise Herzkasper. Dabei zeigt Sarko doch nur, dass er eine der wichtigsten Weisheiten der zweiten Lebenshälfte verinnerlicht hat: Es gibt kein Problem, das ein Hochdruckreiniger nicht lösen kann.

Halt! Jetzt nicht gleich abwinken von wegen »Spießiger geht's ja wohl nicht«. Leih dir einfach mal einen Vormittag lang so ein Teil aus, und du wirst sehen, dass Sarko recht hatte. Ein Hochdruckreiniger kann einfach alles.

Dass über deutschen Vorstädten im Sommer stets ein stabiles Hochdruckgebiet liegt, hat gute Gründe. Alle potenziellen Anwendungen im Einzelnen aufzuzählen, würde freilich den Rahmen dieses Buches sprengen und macht auch keinen Sinn, schließlich geht es beim »kärchern« – wie Profis wie Sarko sagen – nicht so sehr um das *Was*, sondern das *Wie*. Denn Hochdruckreinigen ist häusliche Arbeit nach Jungs-Art: Du stehst nahezu bewegungslos eine gute Stunde lang rum, genießt den erfrischenden Wasserfeinstaub und kannst das bei der Lady als Arbeit deklarieren. Hast du noch nicht damit angefangen, lässt sich alternativ mit dem Standardkalauer »Ich arbeite mit Hochdruck dran« Zeit schinden. Natürlich dürfen alle von deiner neuen Liebe erfahren. Ab sofort kommentierst du jedes Rußpartikel an einem öffentlichen Gebäude mit: »Hier könnte auch mal wieder gekärchert werden!«

Fazit: Bis echte Flammenwerfer für den privaten Einsatz zugelassen werden, bleibt der Hochdruckreiniger die Nummer eins unter den Werkzeugen. Unbedingt anschaffen – genauso wie Kettensäge, Heckenschere und Kantenschneider!

HOT-OR-NOT-PROZESSION

Als Player jenseits der vierzig hast du es schwer. Am Arbeitsplatz gibt es kaum noch Flirtmaterial, da sich die leckeren Ladys in deiner Altersklasse entweder in den Mutterschutz verabschiedet haben oder als Trophäengattin am Arm eines reichen Kollegen gelandet sind (➛ Goldgräberin). Du wirst also nicht umhin können, zu nachtschlafender Zeit das Haus zu verlassen und ins Halbdunkel voll dröhnender, schrecklicher Musik abzutauchen. Jap, es ist Zeit, mal wieder in die Kirche zu gehen.

Korrekt. Denn auf keinem Terrain lässt sich der eigene Marktwert unverdächtiger überprüfen. Hier der Plan zu *Operation Kirchenflirt*. Zielort: Ein Gotteshaus, am besten in der Nähe eines Neubaugebiets – wegen der besonders hohen Dichte junger, frustrierter und latent wechselbereiter Mütter. Zielzeit: Die Familienmesse sonntags um zehn. Du beziehst direkt am Ausgang Stellung, und zwar *vor* der Kirche stehend, nicht drinnen – schließlich sitzen nur totale Susis im Gottesdienst. Total wichtig ist pünktliches Erscheinen, sprich: fünf Minuten vor Schluss. Dann brauchst du nur noch kurz durchzuhalten – und schon beginnt die Hot-or-not-Prozession. Alle Ladys der Gemeinde defilieren im besten Sonntagsdress an dir vorbei, und du brauchst mental nur noch den Daumen nach oben oder unten zu drehen. Die rothaarige Mutter mit Kinderwagen und hochhackigen Stiefeln – hot! Die verknöcherte Leiterin des Senioren-Wasseraerobic-Kurses – not. Klar ist das verzweifelt, aber effizient!

JAHRESCURRYWURST

Ein Begriff, der in Fitness-Studios wirklich benutzt wird. Er bedeutet exakt das, was du befürchtest, nämlich den Untergang des Abendlandes. Jedenfalls ist die Botschaft ähnlich katastrophal: Currywurst darf der kalorienbewusste Mann nur noch einmal im Jahr essen, weil sie genug Fett enthält, um den Tagesbedarf einer zwölfköpfigen Rugbymannschaft zu decken.

Fitnesswahnsinnige verbannen die Currywurst deshalb 364 Tage im Jahr von ihrem Speiseplan oder ersetzen sie durch leicht proteinhaltige Luft, während der Rest der Menschheit wie immer mit der Wahl zurückbleibt: Fit *or* Fun?

JUNGGEBLIEBENE

Zu den Ewig-29-Jährigen willst du unter keinen Umständen gehören. Warum? Ganz einfach, denk mal ein paar Jahrzehnte zurück: Weißt du noch, wie es war, wenn du einen Schulkumpel zuhause besucht hast und sein alter Herr die Tür aufmachte? Da gab es zwei Szenarien:

Szenario 1: Dein Klassenkamerad hatte so einen richtigen Wirtschaftswunder-Papi: total altmodisch, mit Hut hinten im cremefarbenen Mercedes Diesel. Diese Dinosaurier konnten sich nie an deinen Namen erinnern, selbst nach dem hundertsten Türöffnen, und waren völlig desinteressiert an euren Aktionen – solange du sie brav mit Herr Soundso angesprochen hast und nicht die Bullen im Schlepptau hattest.

Szenario 2: Dein Kumpel war mit einem 68er-Vater gestraft. Diesem Exemplar ging schon an der Tür fast einer ab, weil er mit einem jungen Menschen sprechen durfte. Er trug aus Prinzip Jeans und Turnschuhe, redete dich selbstverständlich mit deinem Vornamen an und zwang dir bereits in Sekunde eins eurer Bekanntschaft das Du auf, à la »Ach, sag doch einfach Michael!«. Dieser Vater war nach eigenen Angaben total »locker vom Hocker«, oder anders gesagt: die Pest. Kaum in der Bude drin, wurde man gestalkt und vollgetextet. Am schlimmsten liefen immer die Monate ab, nachdem der neue Shell-Report rausgekommen war. Danach wucherte der Herr nämlich mit seinem neuen Insider-Wissen zur Sprache der Jugend. »Na, Jungs, heute Abend wieder eine heiße Schnecke angraben?« (Augenzwinkern, angedeuteter Knuff in die Rippen). Wären in deinen DocMartens keine Stahlkappen drin gewesen –

weiß Gott, deine Fußnägel hätten sich komplett aufgerollt. Das war Fremdschämen auf allerhöchstem Niveau.

Hand aufs Herz: Welcher Typ Vater war dir lieber?

Genau, der Wirtschaftswundertyp. Denn der andere war ein Junggebliebener. Und genau so willst du nie werden. Denn Junggebliebene sind die ärmsten Exemplare des Menschen im mittleren Alter. In ihren Köpfen spukt die bizarre Idee herum, dass man für immer neunzehn bleibt, wenn man es nur doll genug probiert. Das kostet nicht nur wahnsinnig viel von der ohnehin schon knappen Energie, sondern führt auch zu nichts. Früher oder später nämlich wird sich selbst der härteste Zwangsjugendliche eingestehen müssen, dass dieser Teenie-Radiosender, den er im Radio eingestellt hat, schlichtweg zu laut ist, um dabei in Ruhe einzuparken. Dass sich das Kleingedruckte auf der Kneipenkarte einfach nicht entziffern lässt, natürlich nur, *weil es da drinnen so verdammt dunkel ist* und nicht etwa, weil man seine Lesebrille nicht aufsetzen will. Und dass es inzwischen unmöglich ist, ein unbestuhltes Konzert zu besuchen oder einen Toilettengang auf später zu verschieben.

Junggebliebene kämpfen auf verlorenem Posten. Ihre Altersgenossen lachen sie aus und die Jungen auch, weil sie ihre Scharade durchschauen. Wer wissen will, wo das endet, braucht sich nur eine Sendung mit Thomas Gottschalk anzusehen.

Es ist leichter, als man denkt, den Absturz ins schmähliche Dasein eines ➛Junggebliebenen zu verhindern. Es reicht, einige simple Regeln zu beherzigen – auch bekannt als die ➛ *Fünf Gebote.*

Die fünf Gebote

1. Saufe nicht zusammen mit Jüngeren. Mach dir keine Illusionen: Wenn junge Menschen mit dir zusammen trinken, dann tun sie das niemals freiwillig, sondern aus einem guten Grund, zum Beispiel weil a) du ihr Chef bist, b) die Runde auf dich ging oder c) du ihnen an der Tanke einen Korn gekauft hast, den ihnen der Kassierer nicht aushändigen wollte, weil sie noch nicht 18 sind. In jedem Fall solltest du es mit dem Trinken ruhig angehen lassen, zumal du sowieso weniger verträgst als sie. Oder wie cool fandest du es als Kind, die Freunde deiner Eltern angeschickert zu sehen?

2. Rede niemals vor jungen Menschen über dein Sexleben. Ja, es ist ein unglaublich erhebendes Gefühl, nach einer zölibatär verbrachten Jugend endlich regelmäßig Geschlechtsverkehr zu haben. Du preist zurecht jeden Morgen den Herrn dafür. Doch so großartig ein Sexleben, das diesen Namen verdient, auch sein mag – in der Gegenwart junger Menschen solltest du niemals darüber sprechen. Niemals. Sonst wird sich dein Gegenüber wünschen, es gäbe Hirn-Domestos, mit dem er die Bilder aus seinem Kopf wieder wegätzen kann.

3. Versuche nicht, jedermanns Kumpel zu sein. Zwischen den Generationen gibt es eine natürliche Barriere. Lehrer und Schüler können niemals echte Freunde sein, genauso wenig wie Chef und Azubi oder Eltern und Kinder jenseits der Pubertät. Nur Träumer kommen damit nicht klar. Zugegeben: Deine Welt und die der so genannten Jugend klafft längst nicht mehr so weit auseinander wie ehedem. Ihr hört die gleiche Musik, habt die gleichen Chucks an, killt auf den gleichen Webseiten eure Zeit, und die Mädels sehen mit ihren Leggins und Ballerinas aus, als seien sie gerade aus dem »Breakfast Club« entlassen worden. Aber lass dich davon nicht täuschen! Der Graben ist da, und nur Junggebliebene leugnen das. Man kann sich nicht auf Augenhöhe begegnen, wenn auf deiner Seite eine Gleitsichtbrille dazwischen ist (➤ Unschärfen). Deshalb solltest du gegenüber Jüngeren eine gesunde ➤ Sozialallergie pflegen.

4. Betätige dich nicht als Dauer-Historiker. Nichts langweilt Heranwachsende mehr als als das Zeug, das vor ihrer Geburt passiert ist. Also bloß nicht ständig über die eigene Jugend dozieren. Nostalgietriefende Storys über Telefonzellen, Kompaktkassetten und Pril-Blumen solltest du für Gleichaltrige reservieren.

5. Glaube nicht, dass dich Teenieklamotten jünger machen. Ab vierzig steht man stylemäßig über den Dingen (➤ Trendimmunität). Es ist völlig okay, in den gleichen Klamottenläden einzukaufen wie dein Praktikant – solange du

nicht der Illusion erliegst, dass dich das jünger macht. Tut es nicht, so wenig wie ein Motorrad oder das neueste iPhone. Überhaupt gibt es gute Gründe, Teenies nicht modemäßig hinterherzurennen, zum Beispiel diesen: *Kids haben einen unterirdischen Geschmack!* Sie sind als Stilführer völlig ungeeignet. Klamotten, für die sie heute noch eine Niere spenden würden, sind ihnen übermorgen schon kreuzpeinlich. Das war doch schon bei dir so: Was würdest du dafür geben, ins Jahr 1984 zurückreisen zu können und zu verhindern, dass dich dein Vater unterm Weihnachtsbaum mit Lederschlips und Vanilia-Karottenjeans knipst? Eben.
Die wirklich coolen Säue gehen ohnehin nicht mit der Mode, sondern zelebrieren Veränderung in homöopathischer Dosis. Schau dir Steve Jobs an: Der Apple-Boss trug jahrelang das gleiche Outfit: schwarzen Rolli, Jeans und immer ziemlich unhippe Turnschuhe. Er hielt sich modisch an die alte Computer-Maxime »Never change a running system«. Das ist allemal besser als stylemäßige Totalabstürze.

Kalorienwahn

Achtung! In den ersten Wochen oder Monaten nach deinem Vierzigsten wird der Moment kommen, in dem dein Körper beschließt, den so genannten »Stoffwechsel« einzustellen. Was diese Totalverweigerung auslöst, bleibt ein medizinisches Rätsel. Gesichert ist nur, dass der Körper eines Vierzigjährigen ohne Vorwarnung damit aufhört, Kalorien zu verbrennen. Ein Schokokeks, der gestern noch spurlos an deiner Figur vorbeigegangen ist, quillt jetzt nach wenigen Sekunden als Fettbeule über dem Gürtel raus. Und schon beim nächsten Blick in den Spiegel merkst du: Oh Gott, ich bin der Herr der Rettungsringe!

Damit beginnt ein schmerzhafter Abschied: Die Vertreibung aus dem Ernährungsparadies.

Genau da hast du nämlich die letzten 39 Jahre gelebt, ohne es zu ahnen. »Ich kann essen, was ich will«, so lautete dein Ernährungsplan, und deine Lady hat dich mit jeder Faser ihres zum Ansetzen neigenden Körpers dafür gehasst, dass er aufging. Du hattest keine Ahnung davon, wie viel Fett, Eiweiß oder Kohlenhydrate in dem Fraß steckte, der täglich auf deinem Speiseplan stand. Wozu auch? Schließlich schien der Zeiger deiner Waage seit Jahren wie festgenagelt.

Mit dieser Sorglosigkeit ist jetzt Schluss! Ab sofort bricht auch bei dir der Kalorienwahn aus, und deine Lady wird alles tun, um ihn kräftig zu schüren. Das ist ihre große Stunde! Ganz genüsslich wird sie dich aufs Sofa bitten, den Laptop aufklappen und irgendeine Seite für Kalorienparanoiker aufrufen, die haarklein auflistet, was in den Sachen so drin ist, die du dir bisher reingeschoben hast. Der Schokoriegel, mit dem du früher die Zeit überbrückt hast, bis der Computer hochgefahren war? Enthält genug Kalorien, um drei Tage lang Steine zu klopfen. Wurst, Käse, Butter, Fritten, Pizza – alles hochgiftig. Sogar dein täglich Brot gibt dir heutzutage den Rest, wenn du nicht mit einer so genannten Glyx-Diät dagegenhältst. Die Lady schockt dich mit grauenhaften Dingen wie Fettwert-Suchmaschinen, Nährwertlabels oder BMI-Tabellen, und am Ende der Gehirnwäsche wirst du einsehen, dass du dich bisher im Großen und Ganzen von eingeschweißtem Herzinfarkt ernährt hast.

Fortan blickst du hungrig und kreuzunglyxlich auf deinen Teller. Soll es wirklich dein Schicksal sein, bis ans Ende deiner Tage auf faden ➛ (G)reiswaffeln herumzukauen?

Natürlich nicht. Du stehst bloß mal wieder an einem Scheideweg: Willst du einer von den ➛ Lighthammeln werden, die sich dem Kalorienwahn unterwerfen, oder einfach weiterleben wie bisher?

Die Entscheidung fällt sich quasi wie von selbst. Frag dich einfach, wie cool es ist, wenn ein Mann sagt: »Das esse ich nicht.« Eben.

Am besten, du gehst das Thema Ernährung mit der gebotenen Halbherzigkeit an. Du wirst überrascht sein, wie einfach das geht! Denn mit dem Kalorienwahn ist es wie früher mit den Bundesjugendspielen: Keiner hat Bock drauf, aber alle machen mit, damit sie keine miese Sport-Note bekommen.

Vor allem Restaurantbesitzer helfen dir gerne dabei, dich so bewusst zu ernähren wie bisher. Sie garnieren ihre Gerichte auf der Karte mit den richtigen Signalwörtern, ändern jedoch nicht das Geringste an den leckeren, für deinen Body-Mass-Index absolut vernichtenden Rezepten. Ihr einfachster Trick: Alles, was fett macht, wird auf der Karte mager gedruckt, sodass man es neben den fitness-verheißenden Signalwörtern nicht mehr wahrnimmt. Zum Beispiel:

SALAT *mit marinierter Schweinshaxe*

oder

LEICHTES JOGHURT-SOUFFLÉ *an Schlachtplatte mit Blut- und Leberwurst.*

Und zack, schon kannst du guten Gewissens zugreifen!

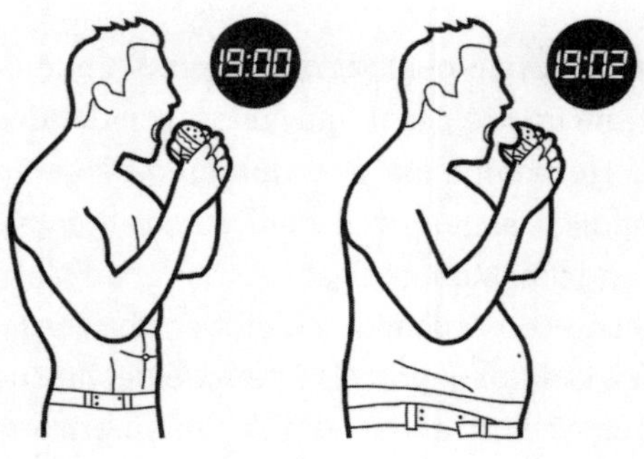

Herr der Rettungsringe: Ab vierzig stellt der Körper die Kalorienverbrennung ein. Nahrung wird ab sofort direkt als Fett eingelagert.

KINDER

Vater werden – ja oder nein? Fakt ist: Die Wissenschaft kennt kein wirksameres Pro-Aging-Mittel als Kinder. Sie sind die reinsten Alterungsmaschinen auf zwei Beinen. Wie schnell Eltern unter ihrem Einfluss abwracken, lässt sich auf jedem ➛ Ehemaligentreffen begutachten: Augenringe wie Derrick, Poren so tief wie Mondkrater und aschfahler Zombie-Teint, so weit das Auge reicht.

Aber Halt! Sind das nicht alles nur kinderfeindliche Klischees? In solche Niederungen wird sich *dieses* Buch natürlich nicht begeben. Deshalb hier eine völlig ausgewogene Pro-und-Kontra-Aufstellung zum Thema Vater werden oder nicht:

Kontra: Der Spaß beginnt mit einem stundenlangen Martyrium im Kreißsaal – ausgelöst von der Enya-CD, die die Hebamme zur Entspannung eingelegt hat. Dann endlich ist es so weit, das freudige Ereignis naht: Nach rund drei Monaten habt ihr das erste Mal wieder Sex. Bei diesen Abständen bleibt es übrigens. Ja, die Wahrheit ist unbequem. Als Eltern werdet ihr euch binnen kurzer Zeit wie in einem dieser amerikanischen Teenie-Vampirfilme vorkommen: Allen wird das letzte Quäntchen Lebensenergie ausgesaugt – und zur Belohnung gibt es trotzdem keinen Geschlechtsverkehr.

Sobald der kleine Terminator laufen kann, marodiert er im Such-und-Zerstör-Modus durch eure Bude, um zielsicher genau jene Requisiten aufzustöbern, mit denen ihr eigentlich eure Ehehygiene wiederherstellen wolltet (➤ Sex). So genannter Urlaub besteht ab sofort zu 95 Prozent aus Pflege-Dienstleistungen, weil Kinder automatisch krank werden, sobald sie weiter als 100 Kilometer von einem Deutsch sprechenden Arzt entfernt sind.

Dafür wächst und gedeiht euer Kind und entwickelt »seine kleine Persönlichkeit«, wie es in den Beruhigungshandbüchern für junge Eltern heißt. Übersetzt bedeutet das, die kleine Persönlichkeit wirft sich im Supermarkt auf den Boden und tritt dir tollwütig in den Schritt, weil du ihr kein Überraschungs-Ei gekauft hast.

Mit Kindern gibt es kein Chillen mehr, sie eliminieren das »verfügbar« im »verfügbaren Einkommen« und zwingen dich dazu, drei Jahre überwiegend durch den Mund zu atmen, wegen der Windelemissionen. Sie entführen dich ins Kindergartenuniversum, wo alle Verlautbarungen in dieser schlimmen Schriftart **Comic Sans** ausgedruckt werden und man ständig in aller Öffentlichkeit singen muss. Und wenn du in einem schwachen Moment obendrein ein Geschwisterchen nachlegst, geht es zuhause bald so harmonisch zu wie im Gazastreifen.

Anzeige

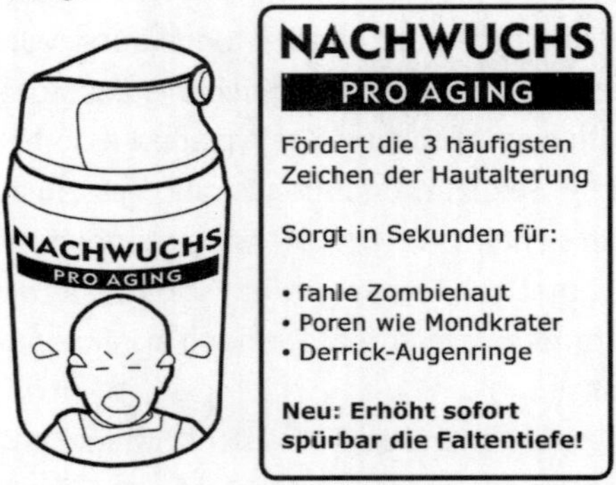
NACHWUCHS
PRO AGING
NACHWUCHS
PRO AGING
Fördert die 3 häufigsten Zeichen der Hautalterung
Sorgt in Sekunden für:
• fahle Zombiehaut
• Poren wie Mondkrater
• Derrick-Augenringe
Neu: Erhöht sofort spürbar die Faltentiefe!

Pro: Natürlich hat das Familiending auch seine positiven Seiten, wie dir jeder Vater, dessen Partnerin sich in Hörweite aufhält, bestätigen wird. Es lässt sich nur so verdammt schlecht vermarkten! Was am Vatersein die Hölle ist, erschließt sich leicht (siehe oben), die tollen Sachen dagegen musst du leider selbst rausfinden. Sachen wie … – na ja, ganz tolle Sachen halt. Genau: Ab drei Jahren können dir Kinder einen Kaffee bringen.

KRANKHEITSSPIRALE

Bislang kennst du nur eine Krankheit, und das ist auch nur ein Leiden in Anführungszeichen: die »alte Sportverletzung«. Sie kommt immer dann zum Einsatz, wenn du eine Ausrede brauchst, zum Beispiel, weil die Kugel beim Bowling mal wieder zielsicher in den Seitengraben gedonnert ist. Dann lässt du einmal kurz die Schulter kreisen, murmelst etwas von der »alten Sportverletzung«, und fertig. Das gleiche Spiel, wenn beim Tennis der Aufschlag nicht klappt oder dir die Umzugskisten deines Schwiegervaters zu schwer sind: Kurz mit leidender Mine an die Schulter packen, und schon bist du dank der »alten Sportverletzung« entschuldigt.

Die Zeiten dieser Alibi-Leiden sind demnächst vorbei. Ab vierzig beginnt dein Körper in rasantem Tempo zu zerfallen, und die ersten Krankheiten ganz ohne Anführungszeichen suchen dich heim. Der Absturz vom virilen Hüpfer zum hoffnungslosen Pflegefall ist rasant und brutal, du wirst in eine wahre Krankheitsspirale hineingesaugt. Sie fängt typischerweise an mit: *Rücken*: Genau wie Gregor Samsa erwachst du eines Morgens aus unruhigen Träumen und stellst fest, dass du ein Käfer geworden bist. Zumindest fühlt es sich so an. Du liegst auf dem Rücken und kommst nicht mehr hoch. Dem Schmerz nach zu urteilen hat dir jemand über Nacht einen Achter-Dübel direkt in die Wirbelsäule getrieben. Vielleicht war die Matratze auch nur zu weich. Jedenfalls muss dich deine Lady zum Doc schleifen. Der sagt »Rücken!« (ausführlichere Diagnosen gibt es nur bei Privatpatienten) und empfiehlt, die Muskulatur zu stärken.

Die Spirale dreht sich weiter, es folgt der zweite Akt: *Bleib bei deinen Leisten*. Als sportlich interessierter Mensch weißt du natürlich, wo jedes gute Rückentraining ansetzen muss. Richtig: am Oberarm. Du beschließt also, den jungen Luftpumpen im Studio mal zu zeigen, wozu ein alter Mann noch fähig ist. Du schnappst dir zwei 25-Kilo-Hanteln – mal sehen, wer hier den dicksten Bizeps kriegt … In diesem Fall ist es deine Lady, weil sie dich eine Stunde später zum Doc tragen muss. Der sagt »Leistenbruch« und verordnet strikte Ruhe.

Darauf folgen zwei Monate in liegender Position, die ihre Wirkung nicht verfehlen: Die Waage dreht sich 20 Striche weiter und das C-Wort tritt in dein Leben. »Ihr Cholesterin-Wert geht durch die Decke«, warnt der Arzt und erklärt dir, dass Fette nicht nur Fette sind, sondern ein bisschen wie die Jedi-Ritter aus »Star Wars«: Es gibt sowohl Gute (HDL) als auch Böse (LDL), wobei in deiner Blutbahn ganz eindeutig Darth Vader das Sagen hat. Vertreiben lässt er sich natürlich nur durch regelmäßigen Sport – den dein Rücken nicht zulässt. Also bleibt nur Hungern übrig: Eine Ernährungsberaterin mit Doppelnamen wird auf dich angesetzt, die du einmal pro Quartal nach Strich und Faden belügen musst (»Currywurst? Für mich nur noch einmal im Jahr!«).

Und so geht es weiter. Ein Leiden folgt auf das nächste. Wer entspannt altern will, sollte sich rechtzeitig damit abfinden, dass seine Lebensgeschichte ab sofort vor allem aus Krankheitsgeschichten besteht.

Verhindern, aufhalten oder heilen lassen sich die Erkrankungen trotz aller ➛ Untersuchungsorgien meist nicht. Sieh's positiv: Dafür kannst du mit deinen Kumpels ab sofort ausführlich (fünf Sekunden) über deine LDL-Werte reden. Das Wort »Krankheit« sollte dabei besser nicht fallen – das wirkt furchtbar schwach und gebrechlich. Der Profi spricht statt dessen von ➛ »Zipperlein«.

Lichte Momente

Am 14599. Tag blickte Gott auf die Welt und sah, was die Schwerkraft bei Eva angerichtet hatte. Da bekam er Mitleid und beschloss, für Gerechtigkeit im Paradies zu sorgen. Er hob seine Hände, blickte auf Adams Haupt herunter und sprach: »Es werde licht!«

Und siehe da: Adams Haar wurde licht, und ab sofort konnte er in keinen Aufzug mehr einsteigen. Warum? Weil in der Kabinendecke diese verfluchten 1000-Watt-Spots stecken, die gnadenlos durch den dichtesten Schopf strahlen und dich wie einen Glatzkopf aussehen lassen!

Auch du wirst mit großer Wahrscheinlich demnächst einen dieser lichten Momente erleben. Du schaust in den Spiegel, und plötzlich ist sie da: diese Stelle, wo die Strahlen der Glühbirne mühelos bis auf die Kopfhaut durchscheinen. Erst denkst du: *Das ist doch nichts.* Aber wenn du das nächste Mal nachschaust, ist die Mückenlandebahn still und leise ein bisschen länger geworden, bis es irgendwann mehr Licht als Schatten gibt.

Jetzt heißt es Ruhe bewahren. Ja, deine Haare fallen aus, das ist jedoch kein Grund zur Panik. Es gibt viele Männer, die trotz Glatze sehr erotisch sind. Jean-Luc Picard zum Beispiel, der in den Neunzigern das »Raumschiff Enterprise» kommandierte. Oder Patrick Stewart, der ihn gespielt hat. Oder … hatten wir Captain Picard schon? Egal, dir fallen sicher noch andere Beispiele ein – später jedenfalls und auch nur vielleicht.

Du gehst die Sache natürlich mit männlicher Nüchternheit an, analysierst das Problem und ergreifst beherzt Gegenmaßnahmen. Zuerst bekommst du Angstattacken und beschließt nach fünf schlaflosen Nächten vor dem Badezimmerspiegel, das Problem zu verdrängen. Zunächst meidest du Räume mit Licht von oben, später jedes verräterische Tageslicht und irgendwann den Kontakt mit Menschen insgesamt.

Deine verbleibenden Freunde, vor allem Bastarde mit voller Haarpracht, werden versuchen, dir mit wissenschaftlich völlig haltlosen Ammenmärchen Mut zu machen, darunter Klassiker wie:

»Was mit vierzig noch da ist, bleibt da.« Oder: »Manche Männer kriegen im Alter ja sogar wieder mehr Haare« (was sogar stimmt, aber leider nur für die Ohren gilt).

Lass dich von diesem Bullshit unter keinen Umständen einlullen! Sieh der Wahrheit ins Auge: In ein paar Jahren wirst du so kahl sein wie eine Billardkugel – und zwar eine, die beim Einlochen ganz zuletzt dran ist (➛ Zausel).

Was nicht heißt, dass dieses Schicksal unabwendbar ist. Es gibt etliche Möglichkeiten, Geheimratsecken dauerhaft geheim zu halten. Bewährt haben sich folgende Maßnahmen:

1) **Hut.** Es funktioniert bei Udo Lindenberg – warum also nicht bei dir?
2) **Hormone.** Gegen bestimmte Formen von Haarausfall (»bestimmte« meint hier »welche, die du nicht hast«, aber egal) gibt es seit einigen Jahren Medikamente. Sie enthalten Hormone, die weiteren Haarverlust – und nebenbei Erektionen – absolut sicher verhindern.
3) **Haarteil.** Eine ernsthafte Option – wenn es dir nichts ausmacht, auszusehen, als ob ein überfahrener Marder auf deinem Kopf liegt.
4) **Haarverpflanzung.** Ein simpler, aber sehr wirkungsvoller Eingriff: Ein Chirurg entnimmt im Nacken, wo

noch Haare wachsen, ein paar der begehrten Büschel, um sie an den kahlen Stellen in die Kopfhaut einzusetzen. Das Ergebnis zeigt, was die ästhetische Medizin heutzutage Großartiges leisten kann: Haarbüschel, die aussehen, als hätte man sie aus dem Schambereich auf die Stirn verbannt.

Irgendwann, wenn die Verluste an der Haarfront zu hoch werden, hilft freilich nichts mehr. Dann musst du es wie ein Mann zu Ende bringen: Halt dir deine 9-Millimeter an die graue Schläfe und drück ab. Will sagen, auf den Knopf der Haarschneidemaschine.

Bei Captain Picard sieht es ja schließlich auch gut aus.

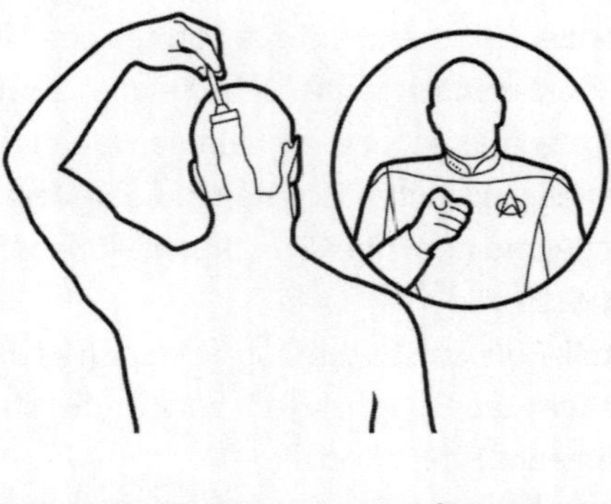

»Machen Sie es so!«, sagt Captain Picard. Korrekt, denn kahl ist cool – und allemal besser als Vodühila (vorne dünn, hinten lang).

LIGHTHAMMEL

Kollegen, die vom ➤ Kalorienwahn besessen sind. Ab vierzig verbreiten sich die Lighthammel wie eine Landplage, und wo immer sie auftauchen, geht es fett- und spaßfrei zu. Zum Beispiel beim Grillen.

Das Szenario: Nach siebeneinhalb Monaten Planung schaffst du es, dich endlich mal wieder mit den Jungs zu treffen. Grillen ist angesagt, bei einem der Spießerkollegen mit Eigenheim, Garten und Kugelgrill von Weber – der kostet so viel wie früher sein Auto. Alle Kollegen rücken also mit ihren Karren an, und was zum stilvollen Barbecue gehört, haben sie selbstredend bei der Tanke beschafft: Bratwürstchen und diese knallroten, in E605 und Glutamat marinierten Schweinenacken.

Alle Kollegen? Nein, nicht alle. Ein Lighthammel muss aus der Reihe tanzen. Er fährt mit seinem Mountain-Bike vor und bringt als Grillgut allen Ernstes ein Doradenfilet mit, eingepackt in Alufolie. Während er ungeniert darüber doziert, wie viele »gesunde ungesättigte Fettsäuren« in seinem Privatfisch enthalten sind und dass er ja normalerweise nach 19 Uhr nichts mehr isst, dünstet er das Teil in der Alufolie an. Auch beim Essen tritt er die Spaßbremse voll durch: Der staubtrockene Proteinklotz aus dem Meer wird mit einem alkoholfreien Alsterwasser – Sprite Light plus Clausthaler – runtergewürgt. Beilagen wie Maiskolben, Ofenkartoffeln oder Brot rührt der Foliengriller natürlich gar nicht erst an, weil sie mit toxischen Kohlenhydraten belastet sind, die einen Anflug von Sättigung hervorrufen könnten.

Das Ende vom Lied: Gegen neun wird der Lighthammel vom Hunger übermannt und stopft sich 2,5 Kilo Erdnussflips rein.

LUSTLÜCKE

Traurig, aber wahr: Bei einigen Frauen lässt ab dreißig das Interesse an Sex nach. Erst werden die Experimente seltener, dann gibt es nur noch Dunkelkammer-Nummern, weil sie sich »heute nicht so sexy findet«. Schließlich macht sich eine fast unverschämte Zimperlichkeit breit, vor allem im Vergleich zur wilden Anfangszeit eurer Beziehung. Zum Beispiel kann es sein, dass sich deine Lady heute tatsächlich weigert, auf der Herrentoilette eine Nummer zu schieben, während ihr in einer Lache Erbrochenem steht.

Bei Jungs sieht die Sache ganz anders aus. Deren Körper altern und verfallen zwar auch, und das nicht zu knapp, aber es gibt eine Ausnahmeregion: Dieser Typ im Kopf, der den Projektor bedient. Der steckt bis in alle Ewigkeit in der Pubertät. Er führt völlig unbeirrt den gleichen Film vor – du weißt schon, den mit den zwei Mädels –, und es ist ihm völlig schnuppe, ob du noch Power wie ein Duracell-Hase hast oder schon aus der Schnabeltasse trinkst. Jungs sitzen in einem verdammten Non-Stop-Kino fest, und zwar lebenslänglich. Selbst bei der letzten Ölung werden sie sich in der Vorstellung ergehen, wie gut dieses Öl auf den Brüsten der zwei ukrainischen Krankenpflegerinnen aussehen würde, die neben dir schon das Bett für den nächsten Sterbekunden beziehen.

Hier tickt eine Bombe: Deine Gedanken kreisen ab vierzig immer mehr um Sex, die deiner Lady immer weniger. Daraus entsteht eine kritische Situation, die so genannte *Lustlücke*. Sie ist für das verantwortlich, was man Stammtischniveau nennt.

Warum? Ganz einfach: Die Nummern werden seltener, und je weniger Sex man hat, desto mehr wird drüber geredet – das weißt du sicher noch aus der Mittelstufe. Da echte Erotik ausstirbt, bleibt also nur noch die verbale, und ehe du dich versiehst, raunst du deinem Kumpel zu, diese oder jene Lady habe ja »große *Argumente*« und hältst dir dabei die Hände ca. zwanzig Zentimeter vor die Brust. Ja, die Wahrheit ins bitter: Viele Jungs sind dazu verdammt, ab vierzig sabbernd im Zotenrandgebiet vor sich hin zu vegetieren (➛ Zausel).

Echte Gentlemen nehmen ihre Ladys niemals dorthin mit.

Marottencheck

Mit 25 hast du festgestellt, dass es sich im Flugzeug besser schläft, wenn man eine Schlafmaske aufsetzt. Mit dreißig kam die Erkenntnis dazu, dass auch Ohrenstöpsel viel bringen. Und kurz nach deinem 35. Geburtstag bist du eingeknickt und hast dir ein aufblasbares Nackenkissen angeschafft, das den Hals stabilisiert und verhindert, dass dein Schlaf-Sabber in den Schritt tropft. Ergebnis: Mit vierzig sitzt du im Flugzeug, schläfst wie ein Kind – und bist *ein totaler Freak*!

Klar ist es toll, irgendwo ausgeschlafen anzukommen – genauso toll, wie alle anderen Tricks, die du im Laufe der Jahrzehnte ausgeknobelt hast, um dir deine Existenz zu erleichtern. Allerdings solltest du sämtliche kleine Lebenskniffe ab und zu überprüfen: Was davon macht Sinn – und was hat sich zu einer Marotte ausgewachsen, die dich uncooler erscheinen lässt, als dir lieb ist?

Hier einige Gewohnheiten, die beim Marottencheck einen Großalarm auslösen sollten:

- Im Büro den ganzen Tag im Rennrad-Dress rumlaufen, um Zeit fürs Umziehen zu sparen.
- Das Handy in irgendwelche Schutzfolien einschlagen oder in Etuis verstauen. Zur Beruhigung: Das Teil ist einen Tag nach dem Kauf schon nichts mehr wert.

- Im Winter eine Mütze aus Pelz und mit Klappen vor den Ohren tragen. Keine Mittelohrentzündung ist so schlimm, dass sie so ein Teil rechtfertigt.
- Die Brille an einem Bändchen um den Hals baumeln haben. (Steigerung: Brille mit selbsttönenden Gläsern; weitere Steigerung: Lesebrille auf der Nase und Sonnenbrille im Haar tragen.)

MATERIALSCHLACHT

Als junger Mensch braucht man nur ein ruhiges Plätzchen, um Sex zu haben. Ab vierzig scheint ohne das halbe Sortiment des Beate-Uhse-Shops nichts mehr zu gehen. In der zweiten Lebenshälfte mutiert der Geschlechtsakt nämlich zum Ausstattungsfilm. Bevor es losgehen kann, muss erstmal ein ganzes Arsenal an Requisiten an den Start gebracht werden: Gleitmittel, Hauptvibrator, Liebeskugeln, Handschellen, Gleitmittel, High-Heels, Strapse, Lackhotpants, Gleitmittel, Stripperstange, Ersatzvibrator, Gleitmittel … du erkennst das Muster.

Die Aufrüstung geht eher schleichend: Alle paar Monate werdet ihr beschließen, »wieder etwas Knistern in die Beziehung zu bringen«, was nichts anderes bedeutet, als ein paar Tage später knisternd die Verpackung einer neuen Requisite zu öffnen.

Wirklich nötig ist die ganze Hardware nicht. Eigentlich könntet ihr euch diese Materialschlacht sparen. Denn was dich jenseits der vierzig so richtig anmacht, sind ganz andere Dinge – zum Beispiel, wenn …

- du nach minutenlanger Arbeit endlich alle Knoten aus dem Stromkabel des Föns rausgeknibbelt hast.
- dein neuer HDTV-Fernseher perfekt mit dem neuen Digitalreceiver harmoniert und du per Fernbedienung endlich über 300 Programme herrschen kannst.
- du deine Socken auf die Heizung gelegt hast und sie so schön warm sind, wenn man reinschlüpft.

MEILENSAMMLER

Beträte Neil Armstrong heute zum ersten Mal den Mond, würde er sagen: »Das ist ein kleiner Schritt für einen Menschen – aber ein riesiger Sprung für mein Meilenkonto.«

Aus irgendeinem Grund dreht sich die ganze Existenz des modernen Mannes nur noch um Flugmeilen. Und um sein Miles & More-Konto aufzufüllen, ist der Herr im fortgeschrittenen Alter bereit, alles zu tun, wirklich alles. Wer Beweise dafür sucht, braucht nur zuzuhören, wenn sich die Kollegen in der Flughafen-Lounge unterhalten.

MANN A: »Und? Auch unterwegs nach Hause?«

MANN B: »Ja, aber mit 'nem kleinen Umweg: Ich nehm erstmal die Acht-Uhr-Maschine nach Ulan Bator in der Mongolei, da schließe ich telefonisch ein 15-Jahres-Abo der FAZ ab und schaffe zehn Hektoliter *Chanel Nummer Fünf* vom Duty-Free-Shop ins Hotel. Danach nur noch kurz eine Woche Thalasso-Behandlung absitzen, und schon geht's zurück nach Düsseldorf – mit dem Mietwagen natürlich. Macht 567 450 058 Meilen.«

MANN A: »Cool!«

MIDLEID-CRISIS

In der Mitte entspringt ein Frust: Statistik nach Statistik belegt, dass der Durchschnittsmann zu keinem Zeitpunkt in seinem Leben so unzufrieden ist wie zwischen seinem 40. und 50. Lebensjahr. Dieses Formtief hört auf den Namen *Midlife Crisis* und stellt ein ernstes Problem dar.

Als Auslöser haben Wissenschaftler eine komplexe psychologische Gemengelage ausgemacht: berufliche Perspektivlosigkeit, schlechte Work-Life-Balance, Sinnleere. Manche Männer leiden zudem unter der Dissonanz zwischen bürgerlicher Arriviertheit und den Idealen der Jugend, die sie auf dem Altar der sozioökonomischen Zwänge opfern mussten …

Stopp – genug mit dem Schwachsinn! Sei ehrlich: Deine Midlife Crisis hat genau einen einzigen Grund, und der lässt sich in drei Worten zusammenfassen: NICHTS – GEHT – MEHR!

So schaut's aus. Keine junge Frau, die einigermaßen klar im Kopf ist, wird mit dir noch ins Bett steigen. Weil das zu primitiv klingt, haben Psychologie-Professoren, die bei ihren Studentinnen nicht mehr landen konnten, die bedrohlich klingende Midlife-Crisis erfunden. So kriegen wir Jungs wenigstens, was wir fast noch dringender brauchen als Sex: Mitleid.

Die schlechte Nachricht lautet: Ein Mittel dagegen gibt es nicht. Also Augen zu und durch.

Die gute Nachricht: Die Jagd mag vorbei sein, aber mit ein bisschen Glück hast du eine liebevolle ➤ MILF an deiner Seite, die zum Abschied ein leises Halali bläst.

MIDLIFE-MODE

Der reife Mann ruht in sich selbst und gibt einen Dreck darauf, was seine Umwelt denkt (➤ My-Way-Methode). Vor allem in Modefragen pflegt man mit vierzig ein gesundes Laisser-Faire.

Das Ergebnis lässt sich in jedem mittelgroßen Büro bewundern: Hier findet sich eine Mischung individueller, gewachsener Stile fernab des Diktats der Textilindustrie. Oder anders gesagt: ein Gruselkabinett.

Typische Vertreter der Midlife-Mode sind:

- **Der Resignierte.** Er trägt das, was ihm seine Lady kauft. Und die Nummer eins in seinem Leben stellt durch ihre Auswahl sicher, dass sie so bald keine Konkurrenz bekommt. Sie lässt den Resignierten im Sommer mit fliederfarbenem Kurzarm-Hemd auflaufen, kombiniert mit Seidenmalkrawatte (Weihnachtsbastelei von ihr oder einem Kind). Die Muster seiner Sakkos sehen so aus, als sei der Stoff 1985 bei einem Überfall auf ein Billigmöbelhaus erbeutet worden. Seine Schuhe sind weich, unförmig und machen beim Auftreten garantiert keine Geräusche – wie eigentlich der ganze Mensch.
- **Der Zwangsjugendliche.** Er denkt, sich wie der Prakti anzuziehen, ließe ihn jünger erscheinen (➤ Junggebliebenene). Seine Inspiration holt sich der ewige Teenie auf YouTube oder in der Straßenbahn Richtung Hauptschule. Danach werden die Wohlstandswampe in hautenge schwarze Shirts mit Tribal-Motiven gezwängt und die eingewachsenen Nägel in schulhoftaugliches Turnschuhwerk gepresst. Dieses Ensemble rundet der Zwangsjugendliche mit diversen Bart-, Schal- und Hut-Experimenten ab.

- **Der Klassische.** Hat BWL oder Jura studiert und im letzten Semester die Garderobe für den Rest seines Lebens eingekauft. Wenn du mit Typen wie diesem zusammenarbeitest, wirst du das Gefühl haben, in einem Edgar-Wallace-Film aus den Sechzigern gestrandet zu sein – überall Deutsche, die versuchen, wie Engländer auszusehen. Der Klassische macht auf britischer Landlord, mit Tweedsakko, Cordhose, Barbour-Jacke und Penny-Lofern. In fortgeschrittenem Alter nimmt er dann mit einem Goldknopfsakko modisch Kurs auf eine Stellung als Traumschiff-Kapitän.
- **Der Abenteurer.** Verwandt mit dem ➛ ewigen Studi. Der Abenteurer erklimmt die Karriereleiter wie andere einen Achttausender. Für die drei ungeschützten Meter vom Büro bis zum Kantineneingang zwängt er sich in eine atmungsaktive Multifunktionsjacke, die Tropenstürmen bis Windstärke zwölf standhält. Der Abenteurer trägt 365 Tage im Jahr Fleecepulli und Jeans. Richtig abenteuerlich wird es für die Kollegen, wenn er im Sommer die Trekking-Sandalen rausholt.

Ohne allzu sehr werten zu wollen, könnte man diese Kollegen als stilmäßige Totalversager bezeichnen. Was sie nicht kapiert haben: Erwachsensein bedeutet, dass es jeden Tag mehr Dinge gibt, die man genießen kann. Warum nicht auch Klamotten? Zumal Kollegen wie

Bryan Ferry, Udo Jürgens oder George Clooney zeigen, dass man sich auch in der zweiten Halbzeit noch cool kleiden kann.

Das Geheimnis dieser Gentlemen? Sie ziehen sich nie zu sportlich, nie zu praktisch, nie überkandidelt an. Zeitlos halt. Sie tragen Anzug mit Hemd – häufig ohne Krawatte und ganz sicher ohne rausguckenden T-Shirtrand. Sie haben weder Angst vor einer Sakko/Jeans-Kombi noch vor Smoking oder Lederjacke. Sie wollen einfach gut aussehen, aber nicht um jeden Preis jung.

Denn genau das ist der Punkt: Wer mit 25 ein zerrissenes T-Shirt trägt, ist der coole Surfer-Dude. Wer mit vierzig ein zerrissenes T-Shirt trägt, ist obdachlos.

MILF

Eine MILF an seiner Seite ist einer der schönsten Gründe, alt zu werden – vielleicht sogar der schönste.

Mal von vorne: Erinnerst du dich noch daran, welche Art von Frauen du als Schüler heiß fandest? Genau, gar keine. Denn als Schüler fand man keine Frauen heiß, sondern nur Mädchen, und auch nur welche aus der eigenen Klasse. Ältere weibliche Wesen waren nicht nur uninteressant, sie existierten schlichtweg nicht. Lehrerinnen fand man so sexy wie ein Geodreieck, und Mütter nahm man nur als Dienstleister wahr, die einen zum

Fußball fuhren – aber nicht als Frauen! Igitt! Nur Perverse gucken sich Pornos mit »reifen Damen« an – darüber herrschte auf dem Schulhof Einigkeit.

Junge, was haben wir damals falsch gelegen.

Das wird dir schon bald auffallen, weil plötzlich in deinem Leben unfassbar heiße Ladys auftauchen, die bereits Mütter sind. Im Fitness-Studio zum Beispiel: Dort fahren sie mit wehender Mähne im Cabrio vor, schieben das Blag in die Betreuung ab und machen dann erst mal schön Sport, was bei ihnen heißt, 45 Minuten lang an der Theke zu sitzen und mit ihrem Personal Trainer zu shakern, während ihr angetrauter Financier im Büro malocht, um den üppigen Mitgliedsbeitrag berappen zu können.

Diese Art von Mutter hat so überhaupt nichts mit den Müttern zu tun, die dich damals zum Fußball gefahren haben. Vor allem sehen sie gut aus: Sie sind schon morgens um zehn geschminkt wie für den Wiener Opernball, haben perfekt manikürte Krallen, und ihr knallenger Sportdress präsentiert einen Körper, der trotz ihres Latte-Macchiato-orientierten Trainings knackig geblieben ist. Das muss die Magie des Mutterseins sein – oder der Schönheitschirurgie.

Seit dem Film »American Pie« weiß man, dass auch reife Frauen munter machen können. Denn der Streifen hat dieser Art von Mutter einen Namen gegeben: MILF – *Mother I'd like to fuck*.

So eine Sprache hättest du früher niemals in der Gegenwart von Müttern gebraucht. Genau hier liegt der Punkt: Wikipedia definiert eine MILF als »Frau mittleren Alters, die aus der Sicht junger Männer einen attraktiven Sexualpartner darstellt.« Du bist vierzig – und endlich reif für genau solche reifen Ladys.

Was diese Damen, die der Engländer etwas dezenter Yummy Mommys – leckere Muttis – nennt, ausmacht, ist aber nicht nur das Äußere. MILF zu sein ist eine Lebenseinstellung. Es bedeutet, das Leben zu genießen und sich eben nicht Mutter-Courage-mäßig aufzuopfern. Die Sexy Mama kippt sich gerne schon um vier den ersten Prosecco rein, kickt auf jeder Party sofort ihre High-Heels in die Ecke, sobald »It's raining man« läuft, und hat ihre Mädchenflausen im Kreißsaal gelassen. Sie verdeckt ihre Kiste nicht schamhaft mit einem Pullover um die Hüfte, sondern präsentiert sie gerne der ganzen Welt. Es soll sogar Exemplare geben, die in hautenge T-Shirts mit den magischen vier Buchstaben schlüpfen.

MILF ist ein Qualitätssiegel. Und du solltest in den kommenden Jahren alles dafür tun, dass deine Lady es trägt.

Das macht allerdings ein bisschen Arbeit: Dafür, dass die Dame des Hauses die entspannte Aura (und Haut) einer MILF kriegt, musst du das stärkste dem Menschen bekannte Pro-Aging-Mittel möglichst lange von ihr fernhalten: ➤ Kinder. Du übernimmst selbstverständlich das Babysitten, während sie beim Wellness-Wochenende weilt. Hausarbeit erledigen idealerweise Dienstleister (➤ Aal-Prinzip), und wenn sie gelegentlich in einem Büro chillen will, hilfst du mit, dass das klappt.

Einfach wird der Job nicht: MILF-Unterstützung ist eine Lebensaufgabe. Doch wenn du sie gut bewältigst, wirst du irgendwann damit belohnt, dass deine Lady zur GILF aufsteigt. Du weißt schon: Grandmother …

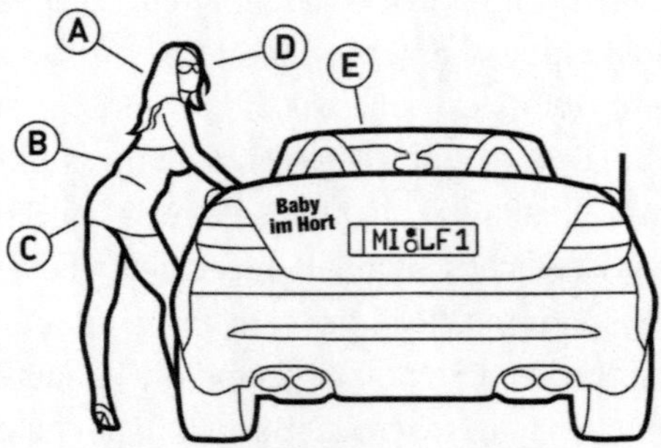

(A) Perfekt gepflegte Mähne mit Strähnchen
(B) Leichter Rettungsring durch Raffaello & Prosecco
(C) Klamotten aus der Teenie-Abteilung
(D) Sonnenbrille, 365 Tage im Jahr im Einsatz
(E) Cabrio ohne Platz für Wasserkästen

Anatomie eines Phänomens: Die MILF trägt auch jenseits der vierzig noch stolz das Minikleid – und zeigt so wahre Mutter-Courage.

MÜLLTRENNUNG

Ist ab sofort auch dein Sport. Wie ernsthaft Menschen in der zweiten Lebenshälfte die Sortierung ihrer Abfälle betreiben, zeigt ein kleiner Vergleich:

Unterhaltung 1985:
KUMPEL A: »Ich habe gestern alle meine alten Porno-Videos weggeschmissen.«
KUMPEL B: Springt wortlos auf seine Vespa, Reifenquietschen, das Zweirad rast röhrend in Richtung von A's Haus.
Unterhaltung heute:
KUMPEL A: »Ich habe gestern alle meine alten Porno-DVDs weggeschmissen.«
KUMPEL B (nippt an seinem Weinglas): »Echt? Kommen die eigentlich in die gelbe Tonne?«

MY-WAY-METHODE

Die Quintessenz des entspannten Altwerdens: Je mehr Kilometer auf dem Tacho stehen, desto weniger interessiert dich, was deine Umwelt denkt – zumal dank deiner galoppierenden ➤ Sozialallergie ohnehin immer weniger Umwelt übrig ist. Der coole Alte bleibt gelassen, er praktiziert die My-Way-Methode, und das fällt ihm nicht einmal schwer. Denn ist erst mal der Punkt überschritten, an dem man nicht mal mehr eine vage Vorstellung davon hat, was eigentlich hip ist, gestaltet sich das Leben sehr viel einfacher. Alles ist erlaubt, solange du am Schluss mit Frankie sagen kannst: I did it my way.

Nur überspannen solltest du den Bogen nicht. Sonst droht ➛ Alters-Autismus.

NOSTAL-GIER

Die alten Sachen waren einfach besser. Diesen Spruch hört man überall da, wo sich Ewiggestrige zusammenrotten, um von der guten alten Zeit zu schwärmen. Zum Beispiel auf Konzerten von abgehalfterten Rockern, die sich nicht aufs Altenteil zurückziehen können, weil sie mit ihrer geschiedenen Alten teilen müssen. (Apropos: Hier ein Tipp, wenn du sehen willst, wie viel Wut in einem betagten Rocker-Körper noch steckt: Quatsch den Letzten in der Einlassschlange an und tu so, als ob du seine Heiligen nicht kennst, zum Beispiel mit : »Wer spielt hier? Die Rocking Stones?« Oder: »Pink Floyd? Nie gehört – ich kenn nur Pink.«)

Die alten Sachen waren einfach besser. Das ist natürlich lupenreiner Bullshit. Die Wahrheit sieht so aus: Nicht die alten Sachen waren besser, sondern *du* warst besser, als die alten Sachen neue Sachen waren.

Kram aus deiner DVD-Sammlung mal alle Sachen raus, die du früher für total großartig gehalten hast – Meisterwerke, Zeugs für die Ewigkeit. Dann leg die rosa Brille beiseite und zieh dir die vermeintlichen Klassiker noch mal ganz in Ruhe rein. Das Ergebnis ist ernüchternd.

»2001 – Odyssee im Weltraum« zum Beispiel. Seinerzeit hat dich das Teil total umgehauen, es war der ultimative Trip. Und heute? Für die Augen des 21. Jahrhunderts ist dieser Science-Fiction-Epos eine verdammt anstrengende Angelegenheit, von der Blase des Vierzigjährigen mal ganz zu schweigen. 143 Minuten lang Astronauten beim Atmen zuhören – so viel geballte Untätigkeit konnte man sich nur leisten, als die Rente noch sicher war.

Oder »Ein Colt für alle Fälle«. Versuch mal, dir heute eine ganze Folge von Colt Seavers Abenteuern reinzuziehen. Es geht einfach nicht. Spätesten zehn Minuten, nachdem Heather Thomas im Bikini durch die Schwingtür marschiert ist, wünschst du dir, ein Fernseh-Double zu engagieren, dass den Rest des Schwachsinns für dich durchsteht. Mit vierzig kann man einfach nicht mehr einem Mann folgen, der einen Monstertruck fährt, und sei es auch nur auf zwei Rädern.

Und so weiter und so fort. Ein Monument nach dem anderen zerbröselt beim Gegenwarts-Check. Von dem Porno, den du seinerzeit so heiß fandest, dass du dir das Gestöhne auf Kassette überspielt hast, um es dir heimlich unter der Bettdecke mit dem Walkman anzuhören, ganz zu schweigen. Die Optik des Streifens ist, gut ein Jahrzehnt, nachdem die Brazilian-Intimrasur erfunden wurde, einfach zu haarig. Die Herren von ZZ Top waren eben nicht die Einzigen, die in den Achtzigern zu lange Bärte trugen.

Am Schluss des Selbstversuchs bleibt nicht viel übrig: Die meisten alten Sachen waren besser – im Schrank aufgehoben. Und die Message? Wer nur nostalgierig ist und nicht mehr neugierig, altert schneller. Deshalb gilt: Ab und zu die neuen Sachen abchecken. Du musst es ja nicht gleich übertreiben (➛ Teilzeit-Ignoranz).

OMGIBEV-MOMENT

Da alle Welt bizarrerweise meint, alte Menschen seien kompetent, lässt es sich quasi nicht zu verhindern, dass du demnächst das bekommst, was man beim ➛ Business-Kasperle »Personalverantwortung« nennt. Es bedeutet: Dir wird eine arme Seele zugeteilt, vermutlich ein Praktikant, der vor dir sitzt und auf Instruktionen wartet. Zack – schon ist er da, der Oh-mein-Gott-ich-bin-ein-Vorgesetzter (OMGIBEV)-Moment.

Was nun? Dein erster Reflex wird sein, mit dem- oder derjenigen ein lockeres, völlig hierarchiefreies Gespräch zu beginnen: »Auf die Knie, du Lakai!« Ok, kleiner Scherz. Du wirst dich natürlich daran erinnern, wie es war, als du auf der anderen Seite des Tisches saßest, als Praktikant im Autohaus. Mann, wie sehr hast du diesen aufgeblasenen Verkaufsleiter verachtet, der die Praktis mit seinem Wagen immer zur Autowaschstraße geschickt hat! »Hier, aber komm wieder zurück …« Dann hat er den Schlüssel seines M5 rübergeschnippt und ein Har-har-har-Piratenlachen hinterhergeschoben. Du hast dir geschworen, niemals so ein Arschloch zu werden, niemals. Und jetzt ist der Moment gekommen, Butter bei die Fische zu tun.

Also fragst du den Prakti nach seinen Lieblingsbands. Großer Fehler. Nicht die Sache mit den Bands, sondern der generelle Plan. Du willst mit deinem DeLorean, dem einschlägig bekannten Automobil aus »Zurück in die Zukunft«, wieder zurück in die Zeit reisen, als du nur ein Kollege warst. Das klappt nicht, Marty McFly. Du bist jetzt der Chef, also benimm dich auch so: Sage freundlich, aber bestimmt, was du erwartest. Außerdem musst du spätestens jetzt zugeben, dass dein Chef damals ein bisschen recht hatte. Man muss seinen Freitagnachmittag ja nicht damit verbringen, vor der verdammten Waschstraße zu warten, wenn es auch der Prakti machen kann.

ORDNUNG

Ordnung ist das halbe Leben. Welche Hälfte der Volksmund damit meint, ist klar: die Jahre von vierzig bis achtzig. Diese aufgeräumte Lebenshälfte beginnt offiziell, sobald du zum ersten Mal die Cornflakes-Packung oben mit so einem Plastikclip zumachst, damit die Flocken schön knusprig bleiben. Ab dann ist Ordnung auch dein Leben.

PARENTAL-PUBERTÄT

Ob es dir passt oder nicht: Ein erwachsener Mann muss sich seiner familiären Verantwortung stellen. Früher oder später wirst du dich also um diese unzurechnungsfähigen Bündel von Irrationalität kümmern müssen, von denen du seit Neuestem umgeben bist – um deine Eltern.

In der Mitte des Lebens vollzieht sich nämlich ein seltsamer Rollentausch: Deine lieben Erzeuger, bis dato vernünftige und verantwortungsvolle Mitglieder der Gesellschaft, stürzen in eine schlimme zweite Pubertät und kommen am anderen Ende wieder als Teenies raus. Sie werden zickig, launisch und fangen an, totalen Unsinn zu verzapfen. *Sie* sind plötzlich die Kinder, denen *du* das Spiel verderben musst. Wäre es nicht ihr eigenes Haus, – du müsstest sie theoretisch ab und zu Supernanny-mäßig in eine stille Ecke sperren. Ob das am zu intensiven Konsum von Rotwein liegt, dem Ehe-Schmiermittel Nummer eins?

Jedenfalls fallen die Alten auf ihre alten Tage in den Kindergarten-Modus zurück. Ständig müssen sie sich um Nichtigkeiten streiten. Eine Diskussion über die richtige Garzeit einer Weihnachtsgans kann sich zu einem epischen Schreiduell hochschaukeln, das ohne deine Intervention damit enden würde, dass sich deine Eltern gegenseitig tranchieren anstatt des Vogels. Oder die Herrschaften fangen an, Geld für irgendwelchen Schwachsinn auszugeben, und schwärzen sich dann gegenseitig bei dir an. Der Standardeinleitungssatz solcher Petz-Anrufe lautet: »Dein Vater hat mal wieder …« beziehungsweise »Deine Mutter hat mal wieder …«

Ununterbrochen musst du irgendwelche Psychobrände löschen, vermitteln, beruhigen. Plötzlich bist *du* die Stimme der Vernunft, der ruhende Pol und vernimmst erschrocken, wie der Satz »Ich dachte, du fährst noch?« deinen Mund verlässt, weil sich dein Dad zum fünften Mal »einen winzigen Schluck« in sein Weinglas gießen will.

Fazit: Ab vierzig gilt die Warnung vom Baustellenschild umgekehrt: *Kinder haften für ihre Eltern*.

PARTNERSCHUFT

»Ich bin noch nicht so weit.«

Weißt du noch, wann du diesen Satz das erste Mal gesagt hast? Genau, 1984 in der Pfarrsaaldisko war das, als dich diese Katrin nach zwei Flaschen Criss auf die Tanzfläche schleifen wollte, um mit dir zu »Drive» von den Cars eng zu tanzen. Da hast du ihn gesagt, diesen wichtigsten Satz im Leben eines Mannes.

Und das war nicht gelogen. Du warst wirklich noch nicht so weit, denn – seien wir mal ehrlich – »so weit« ist man eigentlich nie.

Ein Mann schaut eben immer nach vorne, in die Zukunft. Und was ihn in dieser Zukunft erwartet, davon hat er eine ziemlich genaue Vorstellung: Zwei Brasilianerinnen. Zwei zarte Geschöpfe Anfang zwanzig, die es als Au-pair-Mädchen ins kalte, feindliche Deutschland verschlagen hat und die so sehr frieren, dass ihnen nichts anderes übrig bleibt, als sich jeden Abend im Bett aneinanderzukuscheln, um sich – am liebsten mit dir in der Mitte – zu wärmen. Irgendwann werden sie dir über den Weg laufen, da bist du ganz sicher. Und für diesen Moment musst du unter allen Umständen gewappnet sein. Wenn es so weit ist und die kaffeebraunen Körper näher rücken, darf kein Ehegelöbnis und keine Mitbewohnerin im Weg stehen. Dann musst du ein freier Mann sein.

Genau deshalb bist du aus Prinzip niemals »so weit«. Für dich ist dieser Satz keine billige Ausrede, um sich vor einer langfristigen Bindung zu drücken, sondern ein Lebensprinzip, das auch jenseits der vierzig gilt. Nur weil du alt bist, musst du nicht weich werden, Partnerschuft!

Mal angenommen, du lebst seit siebzig Jahren mit einer Frau zusammen, ihr habt Kinder gezeugt, die wie-

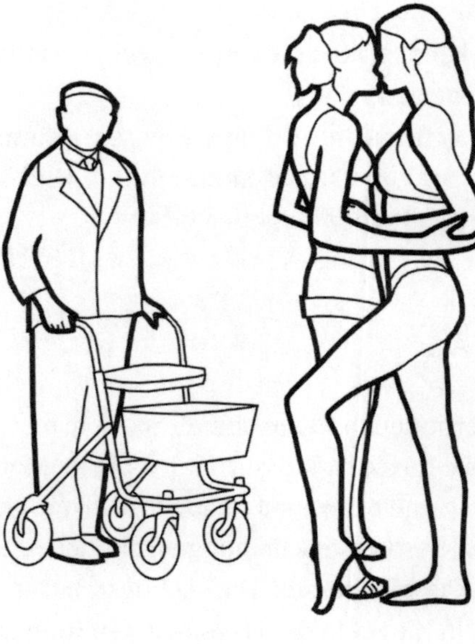

Bloß nicht weich werden! Wer zu früh einknickt, versaut sich die Chancen – etwa bei Brasilianerinnen mit bisexuellen Neigungen.

derum Kinder haben, ihr seid durch dick und dünn gegangen, mit Schulden, Windpocken, Nachhilfe und so weiter. Irgendwann kommt ihr zu zweit am Ende eines erfüllten Lebens an. Schweigend rumpelt ihr mit euren Rollatoren nebeneinander durch den herbstlichen Stadtpark. Deine Liebe dreht sich zu dir um, und in ihren Augen, um die Jahrzehnte der Sorgen tiefe Falten gezogen haben, spiegelt sich ein letzter Sonnenstrahl.

»Du«, sagt sie, »ist es nicht an der Zeit, es offiziell zu machen?«

Dann kann es nur eine Antwort geben. Genau. »Ich bin noch nicht so weit«.

Denn schon hinter dem nächsten Baumstamm könnten die Brasilianerinnen lehnen. Und was ist, wenn du dann schon vergeben bist?

PELZBEFALL

Ab vierzig sprießen Haare überall aus dem männlichen Körper, wo du sie *nicht* brauchst (➤ Lichte Momente). Das ist allgemein bekannt, unappetitlich und gehört zu den wenigen Alterserscheinungen, die sich relativ mühelos bekämpfen lassen. Die wichtigsten Gegenmaßnahmen in Kürze: In der Nase rasieren (niemals zupfen, sonst gibt's Entzündungen). Im Ohr ausreißen. Auf dem Rücken nass rasieren, zum Beispiel mit dem Multirazor, einer Rückenbürste mit langem Stiel, in die ein Gilette-Rasierer geklemmt wird; das hält aber nur eine Woche. Soll es länger glatt bleiben, kannst du dir den Rücken auch von deiner Lady mit Kaltwachsstreifen enthaaren lassen. Letzteres ist allerdings erst zu empfehlen, wenn die Wissenschaft so einen Blitzdings-Stift wie bei »Men in Black« erfunden hat, mit dem du ihre Erinnerungen an diese Prozedur danach restlos auslöschen kannst.

PLANUNGSNEUROSE

Wie Putzen und Aufwärmen eine Krankheit, die Menschen in der zweiten Lebenshälfte befällt. Das erste Symptom: Du bestückst schon abends die Kaffeemaschine mit Filtertüte, Wasser und Pulver, damit du am nächsten Tag nur noch den Anschalter drücken musst. Was man hat, das hat man, oder?

Was so beiläufig passiert, ist das erste Symptom einer schlimmen Planungsneurose: Wenn du diesen Punkt erstmal überschritten hast, dauert es nicht mehr lange, bis du den ersten Frühbucher-Rabatt deines Lebens abräumst, beim Bäcker die Brötchen vorbestellst oder zum Vorabend-Check-In am Flughafen aufbrichst.

Planungsneurose verläuft in der Regel sehr aggressiv. Schon wenige Tage nach der ersten vorbereiteten

Kaffeemaschine liegt ein Merkzettel neben deinem Bett, auf den du all die kleinen und großen Dinge kritzelst, die ab sofort mit einem Vorlauf von mindestens zwei Wochen geplant werden: Autoinspektion, Friseurtermin und – traurig, aber wahr – der nächste ➛ Sex. Es gibt nur einen Event, der es auf wundersame Weise niemals auf diese To-Do-Liste schafft: euer Hochzeitstag.

Alles andere wird generalstabsmäßig durchgeplant: Du schreibst vor dem Urlaub eine Checkliste mit allen Sachen, die in den Koffer kommen. Öl für die Heizung wird im August geordert, obwohl der Tank noch halbvoll ist. Und wo du schon mal im Keller bist, prüfst du rasch nach, ob der Weihnachtsbaumständer funktioniert. Wenn nicht, setzt du ihn auf die Merkliste für den Baumarkt, direkt unter die Grillkohle für das Barbecue in drei Wochen.

Es gilt die Regel: Je älter der Mensch, desto länger plant er im Voraus. Das führt dazu, dass du dich mit Anfang fünfzig schon um Kram kümmerst, den du wahrscheinlich niemals erleben wirst.

Richtig außer Kontrolle gerät der Planungsterror, sobald du dich fortgepflanzt hast. Dann wird von dir ein Maß an Voraussicht erwartet, das die Fähigkeiten eines normalen Menschen bei Weitem übersteigt. Wie krass geplant werden muss, zeigt dieser kleine Vergleich:

Urlaubsbuchung früher:

Flug buchen – Kriterium: Flugzeug fliegt.

Hotelzimmer buchen – Kriterium: Bett ist noch frei.

Urlaubsbuchung heute:

SCHRITT 1: Im Internet nachschauen, welcher Flug infrage kommt und welche Airline am wenigsten Gebühren fürs Übergepäck abzockt – schließlich missbraucht deine Lady den Nachwuchs schamlos als Vorwand dafür, noch mehr von ihren Schuhen mitzuschleppen, die aus Blei zu bestehen scheinen. Dann rauskriegen, welches Flugzeugmodell auf der Strecke eingesetzt wird. Mit dieser Info wiederum die Webseite des jeweiligen Jet-Herstellers ansteuern. Frage: Ist die Maschine a) mit Flachbildschirmen an jedem Sitzplatz ausgerüstet und b) kann der große und vor allem kleine Passagier sich darüber Filme nach Wahl anschauen. Wenn nicht, Urlaub absagen wegen drohenden Kinderterrors während des Flugs.

SCHRITT 2: Alle potentiell infrage kommenden Mietwagenfirmen vor Ort durchleuchten. Wie alt ist der Fuhrpark – haben die mietbaren Kindersitze ISO-Befestigungen? Gibt es im Wagen einen Zigarettenanzünder, um die tragbaren Flachbildschirme für die hinteren Plätze anzuschließen, ohne die ihr das Haus nicht mehr verlasst? Wenn nicht, Urlaub absagen.

SCHRITT 3: Aktuelle Satellitenfotos des Zielgebiets (früher »Urlaubsort« genannt) sichten und missionskritische Fragen klären: Welche Form hat der Pool? Ist er von jedem Liegestuhl aus gut sichtbar oder gibt es gefährliche tote Winkel, etwa durch Blumentöpfe? Wie viele Höhenlinien muss ein Auto bei der Anfahrt überwinden? Gibt es Serpentinen (Brechgefahr!)? Im Zweifelsfall Urlaub absagen.

Und so weiter. Erst, wenn dein Dossier umfangreicher ist als das der CIA zum jeweiligen Land, hast du deine Hausaufgaben wirklich gemacht.

Eigentlich aber sind die kleinen Monster ein verdammt guter Vorwand, um deine Planungsneurose so richtig auszuleben. Und wie bei fast allen Alterskrankheiten macht es auch hier keinen Sinn, dagegen anzukämpfen. Warum auch? Du hast es doch schon beim ersten vorbereiteten Kaffee bemerkt: Planen ist verdammt praktisch. Du solltest bloß – frei nach Udo Lindenberg – nicht vergessen: Hinterm Planungshorizont geht's weiter. Deshalb immer ein bisschen Platz lassen für spontane Aktionen. Wohlgeplante, natürlich.

PORSCHE

Ein Porsche produziert mehr Hass als jedes andere Auto: »Penisprothese«, »Alte-Säcke-Schleuder«, »Toupet-Turbo« – wenn es darum geht, über Porschefahrer abzukotzen, macht jeder brave Deutsche mit. Dabei fällt eine Sache auf: Die allergrößten Porsche-Basher sind genau jene Leute, die auch sonst jedermann vorschreiben wollen, wie viel Spaß sie haben dürfen. Diesen Dinkelmännchen sind anderleuts Ladys grundsätzlich zu jung, ihre Möpse zu groß und alle Zigarren zu dick. Freud lässt grüßen.

Für diese Fraktion geht Porschefahren natürlich gar nicht. Dabei gibt es gute Argumente dafür, einen schnellen Stuttgarter an den Start zu bringen. Zuerst mal altern die Karren besser als die meisten Menschen, die du kennst – oder wer wollte nicht sofort einsteigen, wenn irgendwo ein brauner 911er aus den frühen Siebzigern steht? Zweitens kommen sie im Vergleich zu Lamborghinis, die immer aussehen wie transsexuelle Transformers, geradezu dezent rüber. Fazit: Solange du keinen Treppenlift zum Einsteigen brauchst, geht der 911er völlig klar.

PROSPEKT-HYÄNEN

Sie legen sich am frühen Samstagmorgen hinter der Haustür auf die Lauer, um den Werbezettel-Austräger abzupassen. Sobald sie das Klappern des Briefkastens vernehmen, gibt es für diese brutalen Jäger kein Halten mehr: Gierig stürzen sich die Prospekthyänen auf alles Gedruckte und verschlingen wahllos jedes Werbezettelchen, egal, ob es von Aldi, Obi oder A. T. U. kommt.

Blutige Kämpfe um die Beute sind selbst zwischen Prospekthyänen-Pärchen nichts Ungewöhnliches.

Auch du wirst dich bald ihrem Rudel anschließen.

PULSGURT

Ein lebenswichtiges Accessoire, ohne das der reife Mann nicht das Haus verlässt. Dieser Plastikriemen klemmt über der Wampe und funkt ständig die Herzfrequenz an eine passende Plastikuhr, die ein markerschütterndes Piepen von sich gibt, sobald die Pumpe schneller schlägt, als für die ➛ Fettverbrennung optimal wäre. Das hilft beim Abnehmen und schützt vor potenziell tödlicher Überlastung, etwa bei Hochleistungstätigkeiten wie dem Spitzen eines Bleistifts.

Stylisch ist der Pulsgurt obendrein auch: Sobald du ihn anlegst, siehst du von hinten aus, als würdest du einen BH tragen – inklusive der am oberen Rand drüberhängenden Fleischwülste, die schon bei den Ladys so unwiderstehlich sexy ausschauen.

REIFE BEZIEHUNG

Um es frei nach Leslie Nielsen in der »Nackten Kanone« zu sagen: Irgendwann bist du den schnellen Sex mit Zwanzigjährigen einfach satt, die immer nur mehr, mehr, mehr wollen. Im Leben eines Mannes kommt tatsächlich der Tag, an dem er genug von den oberflächlichen One-Night-Stands hat und sich bereit für einen One-Decade-Stand fühlt.

Wer in dieser Sekunde einknickt, steckt schon bald in etwas fest, das man »reife Beziehung« nennen könnte – also in einer Partnerschaft, die über die Leidenschaft des Moments hinaus ausgelegt ist, in der Beständigkeit und Treue zählen. Jau, spätestens ab vierzig bist du auf der Langstrecke unterwegs. Und jeder Fernfahrer kann dir sagen, was das bedeutet: Du kämpfst pausenlos gegen das Einschlafen an.

Das weiß deine Lady natürlich zu verhindern. Sie ist ungeschlagen darin, das Feuer in eurem Beziehungsofen am Brennen zu halten, ach was, zu einem Großbrand anzuheizen. Im Laufe der Jahre wird sie dich immer wieder mit neuen Spielchen stimulieren, die dich an die Grenzen deiner Leistungsfähigkeit bringen – und weit darüber hinaus.

Hier zwei der beliebtesten weiblichen Herausforderungen:

• **Du darfst keine Spuren hinterlassen.** Die ersten zehn Jahre eurer Beziehung hat die Lady damit verbracht, dich dazu zu bringen, mit ihr zusammenzuziehen. Ständig hat sie dir Zeug ins Ohr gesäuselt wie »Ich will dich immer um mich haben«. Was sie dabei unterschlagen hat, war der Zusatz »unsichtbar«. Denn wenn ihr erstmal zusammenzieht, musst du zwar da sein – darfst dabei aber keine Spuren hinterlassen: Keine Barthaare dürfen ihr Parfümfläschchen-Tetris auf der Ablage im Bad verunstalten; es ist deinen Steaks nicht gestattet, wertvollen Platz im Kühlschrank wegzunehmen, und einen Fernseher mit einer Bildschirmdiagonale von mehr als zehn Zentimetern anzuschaffen ist ebenfalls verboten, weil es laut der Lady das »Ambiente« stört – was immer das sein mag. Es darf schlechterdings keine Hinweise auf deine Existenz geben. Angenommen, Horatio Caine mit seinem CSI-Team aus Miami würde eure Bude durchkämmen – er müsste zu dem Schluss kommen: »Wir konnten keine Spur einer zweiten Person nachweisen!« Nur dann hast du alles richtig gemacht.

- **Du musst ordentlich verdienen, darfst aber niemals arbeiten.** Ehefrauen sind schizophren: Einerseits erwarten sie, dass du für einen fürstlichen Lebensstandard sorgst, andererseits musst du in jeder Sekunde eines Tages für sie da sein. Das führt dann zu Problemen, wenn du einer Erwerbstätigkeit nachgehst, die bedingt, dass du deine Aufmerksamkeit zumindest ein paar Minuten von deinem Sonnenschein abwenden musst (Vertrieb, Management – eigentlich alles außer Hartz IV). In diesem Punkt darfst du leider keine Einsicht erwarten.

- **Du musst ein übermenschliches Hörvermögen entwickeln.** Ab eurem zehnten Beziehungsjahr wird deine Lady diese Fähigkeit selbstverständlich voraussetzen. Denn ganz egal, wie groß eure Bude ist und wo die Dame sich gerade befindet: Die Gute wird ihre Befehle in normaler Gesprächslautstärke vortragen und erwarten, dass du sie trotzdem verstehst und auch ohne weitere Hinweise ausführst. Angenommen, sie steht neben der Waschmaschine im Keller, die gerade auf 45 000 Touren schleudert, und brabbelt dabei vor sich hin »Wir brauchen neues Waschmittel«, wird sie davon ausgehen, dass du diese Anweisung verstehst und für Abhilfe sorgst – selbst, wenn du in diesem Moment den Dachboden saugst, der in der Einflugschneise eines internationalen Flughafens liegt. Wann immer dir das nicht gelingt, ist mit beleidigtem Schweigen seitens der Lady nicht unter zwei Tagen zu rechnen.

ROCK'N'ROLLRASEN

Es ist schon krass, auf was für Sachen man mit vierzig abgeht. Eine perfekte, sattgrüne Rasenfläche zum Beispiel. Wie egal war das Thema als Schüler, bitteschön? Die Beschaffenheit einer Grünfläche bemerkte man höchstens, wenn man im Stadtpark gerade draufgöbelte.

Und heute? Für den erwachsenen Mann bedeutet die Rasenfläche in seinem Garten nichts weniger als nachwachsende Befriedigung. Nichts, wirklich nichts gibt dir ab vierzig so intensiv das Gefühl, im Leben etwas geschafft zu haben, wie wenn dein Blick über eine frisch gemähte Unendlichkeit in English-Racing-Green schweifen kann, auf der die Tautropfen in der Sonne glänzen. So high macht kein anderes Gras. Rasen ist ganz klar der Rock'n'Roll des Alters.

Die Sache hat nur einen Haken: Das Kraut ist verdammt zickig. Es besteht aus:

1. Halmen, die gerade noch nicht braun sind.
2. Halmen, die schon braun sind.

Deine Aufgabe besteht darin, zu verhindern, dass sich Punkt 1 in Punkt 2 verwandelt, und das ist ein Vollzeitjob. Düngen, vertikutieren, aerifizieren, mähen, Laub wegfegen, wässern, wieder düngen – wer sich um eine Rasenfläche kümmert, dem bleibt nicht viel Zeit für andere Dinge, geschweige denn dafür, eine Familie zu ernähren.

Deshalb gilt auch beim Thema Rasen: Gartenarbeit ist okay, solange sie nicht in Arbeit ausartet (➛ Sichtgärtnern). Auf dem Weg zum perfekten Grün ist jede Abkürzung erlaubt. Als Erstes schaffst du dir natürlich Rollrasen an – ein geradezu mustergültiges Beispiel für die Anwendung des ➛ Aal-Prinzips: Der Landschaftsgärtner kommt, gräbt ein bisschen um und legt die vor-

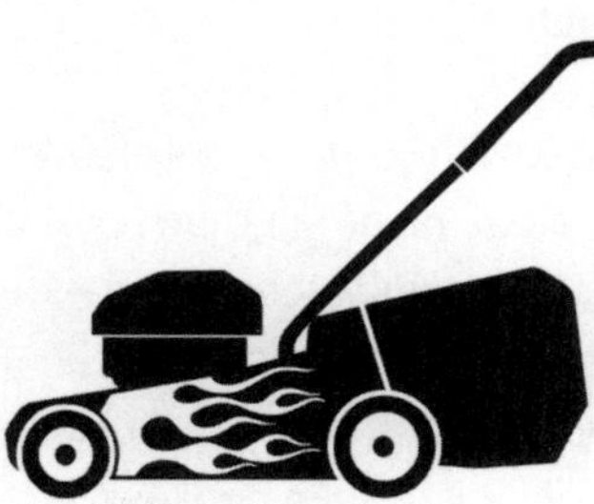

Ab vierzig wird der Rasen deine Bikini-Zone: Nur nichts wuchern lassen!

gezüchteten Grasstreifen drauf. Wenn du ein paar Stunden später mit einem Sundowner in den Liegestuhl fällst, sprießt vor deinen Füßen ein Grün, bei dessen Anblick der Greenkeeper von St. Andrews grün vor Neid würde. Wer dagegen den harten Weg geht und darauf besteht, selbst seinen Rasen auszusäen, belohnt sich damit, einen Sommer lang deprimiert auf eine private Sahelzone zu glotzen, die du zur Freude deiner Familie zur No-Go-Area deklariert hast.

Gemäht wird dein neuer Stolz in jedem Fall mit einem Aufsitzrasenmäher. Zugegeben: Ein solches Monstrum zu kaufen macht natürlich nur Sinn, wenn die Rasenfläche eine gewisse Größe hat. Der unter Kennern akzeptierte Schwellenwert für die Anschaffung eines Aufsitzrasenmähers liegt bei circa fünf Quadratmetern.

Saubermänner

Du wirst demnächst in einem Hotelzimmer etwas Krasses erleben. Nein, nicht mit dem Pay-TV! Du wirst in einem Hotelzimmer aufwachen und – bevor du es endgültig verlässt – aufräumen. Korrekt: *aufräumen*. Weil man die Bude doch nicht so zurücklassen kann – was sollen denn die Putzfrauen denken?

In diesem Moment beginnt deine Verwandlung zum Saubermann. Damit betrittst du Neuland, schließlich hast du in deinem Leben bislang vor allem auf Selbstreinigungskräfte gebaut. Du wusstest zum Beispiel: Wenn man die übergeschwappte Mirácoli-Sauce nicht vom Herd abwischt, sondern weiter regelmäßig erhitzt, verwandelt sie sich in Steinkohle und fällt irgendwann von selbst ab.

Doch irgendwann schleicht sich die Lust am Lappen an, und zwar so leise, dass du es kaum merkst. Eher aus Zufall wischst du das Ceran-Kochfeld nach der Nassreinigung mit einem Stück Küchenkrepp ab und merkst, dass es so viel mehr glänzt, als wenn du es trocknen lässt. Und plötzlich übermannt dich eine neue Mission: Dein Kochfeld soll fortan nicht nur sauber sein, sondern so rein, dass man darauf gefahrlos eine Herzverpflanzung durchführen könnte. Zwei Wochen später sitzt du mit deinem besten Saufkumpel zusammen, und euch geht fast einer ab, wenn ihr darüber fachsimpelt, wie einfach sich der Grillrost nach einem Winter im Freien mit Abrazo-Pads reinigen lässt, weil die schon ab Werk »vollverseift« sind (die Welt der Saubermänner hat ihre eigene Sprache). Plötzlich realisierst du, dass es im Supermarkt ein Regal mit Putzmitteln gibt, und greifst dort ab sofort jeden Samstagvormittag lustvoll zu. Dazu die drei Einkaufs-Grundregeln:

1. Der Name des Mittelchens muss brachial klingen wie Sprechblasen in einem *Batman*-Comic, also zum Beispiel BREF, BANG oder BRAX.

2. Auf dem Etikett darf nicht mit Firlefanz wie Bachblütenduft oder Ähnlichem geworben werden. Das ist nur was für Weichspüler.

3. Auf der Rückseite klebt mindestens ein *Ätzend*-Warnaufkleber, gerne auch der Hinweis, dass sich bei der Anwendung keine Schwangeren im Umkreis von 500 Metern aufhalten dürfen.

Doch es kommt noch heftiger: Das bisschen Oxy-Action ist nämlich erst der Anfang. Nach und nach mutierst du zu einem Putzmonster, das fast einen Ständer bekommt, wenn es das Klickern von Rollsplitt im Staubsaugerrohr hört.

Wie? Du bist schon vierzig und hasst trotzdem das ganze Gefeudel? Herzlichen Glückwunsch! Dann steht dir die Putz-Pubertät noch bevor. In diesem Fall solltest du das Saubermachen den Profis überlassen (➛ Aal-Prinzip).

SEX

Erst mal eine Entwarnung: Auch Männer jenseits der vierzig haben ein intaktes und abwechslungsreiches Sexualleben. Manche sogar mit ihrer eigenen Frau.

Oder ist das bei dir anders? Bei *euch* gibt es feuchte Träume nur noch, wenn im Bett die Wärmflasche platzt? Hitzig wird es bloß, wenn ihr euch um die Fernbedienung streitet? Und nach Jahrzehnten der Zweisamkeit stellt der Körper des Partners für den jeweils anderen nur noch eine einzige erogähne Zone dar?

Das ist kein Schicksal! Es ist möglich, wieder etwas Prickeln in eure Partnerschaft zu bringen. Als Mann stellst du dich dieser Herausforderung natürlich – und handelst: Du schenkst ihr einen Dildo.

Natürlich in der richtigen Größte, wobei »richtig« bedeutet, keinen Zentimeter länger als deiner. Und tatsächlich: Es funktioniert! Sie – niemals du! – macht mit dem Gerät einige sehr interessante Erfahrungen. Alles läuft bestens, bis eines deiner Kinder das Teil aufspürt und euch mit folgender Diagnose unter die Nase hält: »Mamas Taschenlampe«.

Danach verschwindet der Dildo erst aus dem Nachttisch und bald auch aus eurem Sexualleben. Ähnlich läuft die Sache mit der ausklappbaren Stripperstange (Kind: »Wie in der Straßenbahn«) und dem Gleitmittel (Kind: »Gel für Papa-Haare«). Irgendwann am Ende dieser Demütigungen werdet ihr feststellen, dass Ausstattung allein die Erotik nicht rettet (➤ Materialschlacht). Der Sex an sich muss generalüberholt werden.

Hier einige Maßnahmen, die sich bewährt haben.

- **Sex generalstabsmäßig planen.** Mit vierzig darauf zu warten, dass euch beide die Leidenschaft übermannt, ist in etwa so, wie nachts ohne Licht Auto zu fahren in der Hoffnung, der Halleysche Komet werde die Straße schon beleuchten. Sicher, es wird passieren, aber vermutlich bist du dann schon tot. Deshalb solltet ihr den Geschlechtsverkehr ab sofort strategisch angehen: Für jeden Samstag und Mittwoch wird sich zu einer Nummer verabredet, und zwar ohne Wenn und Aber, getreu dem Nike-Werbeslogan *Just do it*. Einen Rückzieher zu machen ist nur in extremen Ausnahmesituationen möglich (Beispiele: Einsetzen der Presswehen, Champions-League-Finale im Fernsehen). Ob dieser Sex nach Kalender nicht furchtbar ist? Hin und wieder schon, doch es ist wie beim Lotto: Wer mehr Lose kauft, zieht zwar mehr Nieten, hat aber auch höhere Chancen auf den einen oder anderen Volltreffer.
- **Neue Schauplätze suchen.** *Mein oder dein durchgelegener Futon*? So sahen die Wahlmöglichkeiten aus, als ihr noch Studis wart. Alternativ kamen – hach, wie aufregend – Bibliothek oder Waldweg infrage. In der Arbeitswelt angekommen, gestaltet sich die Standort-

wahl angenehmer: Heute habt ihr genug Kohle, um die Burgfräulein-Fantasien deiner Lady in einem echten Schloss auszuleben oder in die voll verspiegelte Flitterwochen-Suite mit Whirlpool in Vegas einzuchecken. Trotzdem solltest du nicht zu früh jubilieren: Für *ihre* Fantasien ist künftig nichts zu teuer – deine dagegen sind nach wie vor zu »billig« (Zitat der Lady). Sorry, kein Darkroom-Dreier mit der Professionellen für dich.

- **Fotos machen.** Hier einer der wenigen, vielleicht sogar der einzige ernsthafte Ratschlag in diesem Buch: Schieß ein Foto von dir und deiner Lady, und zwar ohne Klamotten und sofort! Es spielt keine Rolle, wie schimmelig die Kamera ist, wie messimäßig der Hintergrund und wie »total unsexy« sich die Dame heute fühlt (das wird sich bis 2050 ohnehin nicht ändern) – tu es einfach. Einzige Regel: Sieh zu, dass dein haariger Hintern nicht ins Bild ragt. Warum die Eile? Simpel: Wenn ihr euch jetzt nicht ablichtet, tappt ihr in ein paar Jahren in die FKK-Falle: erst ausziehen, wenn's keiner mehr sehen will. Deshalb ist schnelles Handeln angesagt: Ihr werdet nie mehr jünger sein als heute, und von den Bildern zehrt ihr ein Leben lang. Wirklich wichtig ist nur, dass du die Foto-Dateien mit allen dem BKA bekannten Sicherheitsmaßnahmen vor fremden Augen schützt – sogar posthum. Du willst nicht, dass die Brut in vierzig

Jahren deinen digitalen Nachlass sichtet und als erstes sieht, wie Mama mit ihrer »Taschenlampe« im Dunkeln spielt.

SCHLUMMER-PARTY

Die zweite Lebenshälfte ist keine völlig freudlose Angelegenheit. Es finden sogar regelmäßig (übersetzt: einmal im Jahr) Partys statt. Hier die sechs wichtigsten Kennzeichen einer Festivität im fortgeschrittenen Alter:

1) Man feiert selbstverständlich samstags, weil am Freitagabend alle viel zu fertig sind, um lange aufzubleiben; außerdem wird der Event drei Monate im voraus angekündigt, mit »U. A. w. g.«. und so weiter.
2) Die Eltern der Gastgeber sind dabei – und zwar nicht in der Rolle der Aufpasser, sondern als Party-Animals, die bis zum Schluss Vollgas geben. Verdammte ausgeschlafene Rentner.
3) Alle Frauen stellen zum Tanzen ihr Glas nicht weg, sondern umkrampfen es weiter wie Verdurstende. Manche zappeln sogar mit einer ganzen Flasche Prosecco in der Hand, um schneller nachfüllen zu können. Spätestens ab fünfzig fällt der Teil mit dem Tanzen allerdings weg.
4) Es wird viel und – wenn ➛ MILFs am Start sind – auch hartes Zeug getrunken. Trotzdem achten alle

Gäste peinlich genau darauf, die Hydrierungsanweisungen ihres Arztes zu befolgen. Auf zwei Mojitos oder Rotweingläser folgt immer brav ein Glas Wasser. Manche Frauen nehmen sogar ein Volvic-Fläschlein mit auf die Tanzfläche, um den Flüssigkeitshaushalt im Gleichgewicht zu halten.

5) Die Party löst sich gegen eins auf. Trotzdem schwärmen alle Gäste beim Rausgehen davon, »schon lange nicht mehr so toll gefeiert zu haben«. Und das ist nicht gelogen.
6) Wer mit dem Auto da ist, fährt aus Angst davor, einen Käßmann hinzulegen, wirklich nicht selbst.

Ganz typisch für eine 40plus-Feier ist auch, dass die Gäste irgendwann anfangen darüber zu schwadronieren, dass mal wieder richtig gefeiert werden müsse. Das ist keine Spitze gegen den Gastgeber, sondern eher eine rituelle Absichtserklärung.

Pärchen A und Pärchen B sitzen um einen Glas-Couchtisch herum. Frau A und Frau B, leicht angeschickert, schnattern vor sich hin. Ihre Begleiter lümmeln neben ihnen apathisch im Sessel und saufen mit einem Bordeaux gegen das Feierabendkoma an. Frau A zu Frau B (kichernd): »Findest du nicht auch, dass wir mal wieder richtig weggehen sollten – so in die Disco?« Frau B: »Da hätte ich ja total Lust zu! Wär das nicht toll, Jungs?« Sie dreht sich zu den Männern um.

Beide Herren kauern weiter regungslos da. Mann A wirft durch seine halbgeschlossenen Augenlider Mann B einen kurzen Blick zu. Er hat in etwa folgende Bedeutung: *Klar gehen wir noch mal in die Disko – mir diesen Schnapsdrosseln! Willst du auch nur noch schlafen?* Mann B deutet mit dem Kopf ein Nicken an und hievt sich Richtung Weinflasche hoch: »Das sollten wir *unbedingt* machen! Noch ein Schlückchen?« Er füllt die Gläser der Damen auf.

Alle lehnen sich zurück und sind fünf Minuten später eingeschlafen.

Ein Grund für solche unwürdigen Szenen: Ab vierzig wird jede Fete zur Schlummer-Party, ein groß angekündigter Event mit ganz kleinem Spaßfaktor, quasi ein nicht enden wollendes Silvesterfondue.

Dabei ist es ja nicht so, dass man in der zweiten Halbzeit nicht mehr feiern möchte. Nein! Man will, und zwar unbedingt. Wenn da nicht diese unendliche bleierne Müdigkeit wäre. Wo sind bloß diese erneuerbaren Energien, von denen derzeit alle reden? In deinem Körper jedenfalls nicht.

Deshalb solltest du lieber der Wahrheit ins Auge sehen: Eine »Party like it's 1999« wird es nicht mehr geben. Nur ➛ Junggebliebene versuchen krampfhaft, auch in der zweiten Halbzeit wie Zwanzigjährige zu feiern, obwohl sie lieber zu einer Weinprobe gehen würden. Diese Verstellung produziert nichts als beklemmende Situationen – den bekannten Papa-in-der-Disko-Effekt.

Also: Kopf hoch und nach vorne schauen. Diese verdammten Menschen, an die Gott die Jugend verschwendet hat, mögen deine Feten als »Gammelfleischparty« verspotten, aber eigentlich feiert es sich über vierzig ganz kommod. Du profitierst zum Beispiel von diesen Vorteilen:

- Wenn dein Körper um Mitternacht nach Salz schreit, musst du keine Chio-Chips mehr in dich reinstopfen. Irgendein ➤ Essens-Nerd hat garantiert Jamón Ibérico an den Start gebracht, diesen leckeren spanischen Schinken. Überhaupt wird man auf Erwachsenenfeten viel besser verpflegt: Vorbei sind die Zeiten, in denen man die Palette Hansa-Pils selbst anschleppen musste oder um halb eins der Nachschubkonvoi zur Tanke ausrückte. Nur ➤ ewige Studenten veranstalten noch Bottlepartys. Alle anderen sorgen dafür, dass der Caterer Keller und Küche prall füllt, richtig derbe Angeber engagieren für den Abend sogar einen eigenen Koch.
- Das lästige Vorglühen fällt weg. Es gibt weder absichtliches Spätkommen noch langwieriges Vorgeplänkel. Wenn Pärchen über vierzig feiern, dann geht es von Null auf Hundert, dafür sorgen schon die eingeladenen Paare mit Kindern. Bei denen sitzt nämlich der Babysitter zuhause, der jede Minute ba-

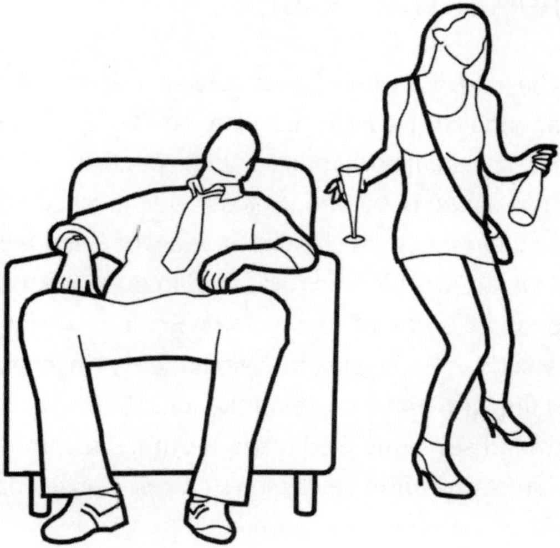

»Wir müssen mal wieder richtig feiern!« Typisch für die Party Ü40: Es wird früh eingeladen – und noch früher eingeschlafen.

res Geld kostet. Deshalb wird in Rekordzeit der Sprit reingekippt, und dann geht's los. Eltern feiern, als ob es kein Morgen gäbe, oder besser gesagt: Weil sie wissen, dass der Morgen dank der kleinen Monster kurz nach sechs beginnt und man bis dahin wieder halbwegs nüchtern sein muss.

- Wenn du der Gastgeber bist, grüßen dich die Nachbarn auch am nächsten Morgen noch.

SICHERHEITSBEAUFTRAGTER

Was hast du dich früher kaputtgelacht, wenn deine Mutter abends zur Haustür tuckerte, um das Sicherheitsschloss zweimal abzusperren. Völlig panisch, die Gute, was soll schon passieren? Selbst heute musst du darüber hin und wieder noch schmunzeln. Vor allem, weil du jetzt weißt, was für eine total inadäquate Sicherungsmaßnahme das war! An so einem Schloss wärmt sich jeder seriöse Einbrecher höchstens seine Finger auf!

Ja, im Hirn eines mittelalten Menschen spuken zunehmend seltsame Gedanken herum, darunter viele düstere. Ganz vorne bei diesen Halbzeit-Flausen dabei:

Hilfe, bei mir wird eingebrochen!

Schuld daran ist im Prinzip bloß deine Oma. Die hat dich nämlich freitagabends immer »Aktenzeichen XY … ungelöst« mitgucken lassen, und seitdem weißt du, dass jede männliche Person von mittlerer Statur ein potenzieller Täter ist. Jahrelang schlummerte diese Urangst in deinem Hirn, wurde jedoch von der ➤ Highlander-Illusion verdrängt, also der jugendlichen Vorstellung, unsterblich zu sein. Doch kaum ist die erste Immobilie erworben, bricht die Einbruchspanik aus: Vorsicht Falle! Nepper, Schlepper, Bauernfänger haben mich im Visier! Gleich hebeln sie mein Badezimmerfenster auf! Was war das eben für ein Geräusch?

Von deiner Lady kannst du wie immer keine Unterstützung erwarten. Die gehört zu diesen sorglosen Traumtänzern, die glauben, dass es immer nur die anderen erwischt und die es nicht mal für nötig halten, die Kellertür zu schließen, geschweige denn abzusperren. Ergo bleibt es an dir hängen, die Rolle des Sicherheitsbeauftragten zu übernehmen, bis dass der Tod oder ein rumänischer Gewaltverbrecher euch scheidet.

Aber du willst nicht als Schisser dastehen. Deshalb mimst du zunächst den Helden und sperrst ganz locker die Haustür mit diesem klappernden Unsicherheitschloss aus sozialliberalen Zeiten ab, für das dich Ede Zimmermann noch aus dem Grab heraus auslachen würde. Verdammt, du willst doch cool und jung bleiben.

Und du wirst vor allem wach bleiben.

Nach drei Nächten, die du mit intensivem Horchen nach Geräuschen verbracht hast, ist schließlich die Zeit zum Handeln gekommen. Scheiß auf sorglos, jetzt tritt der Sicherheitsbeauftragte in Aktion! Als Erstes haust du eine Großbestellung raus: Kippsicherungen für alle Fenster, Zusatzschlösser plus Schutzrosette für die Haustür. Dann startet dein Trip zum ➤ Elektronik-Markt, gefolgt von drei Stunden unendlichem Spaß beim Programmieren von sechzehn Zeitschaltuhren, bis euer Domizil schon aus der Ferne flackert wie eine Pfarrsaaldisko. Zum Schluss noch beim Weißen Ring vorfühlen, was eine Mitgliedschaft kostet. Sicher ist sicher.

Warum auch nicht? Es spricht nichts dagegen, deine Liebe zum Worst Case voll auszuleben. Nur übertreiben solltest du es nicht. Es gibt nämlich eine Grenze, die du unter keinen Umständen überschreiten darfst, an der Sicherheit in Spießigkeit umschlägt: das solarstrombetriebene LED-Haustürlicht mit eingebautem Bewegungsmelder.

SICHTGÄRTNERN

»Ist euch der Oleander auch über den Winter eingegangen?« Kaum zu glauben, aber wahr: So fängt ab vierzig eine Unterhaltung unter heterosexuellen Männern an. Heutzutage redet man sich über Gartenthemen die Köpfe heiß. Nicht wer eine Frau rum-, sondern seinen Oleander über den Winter kriegt, ist der Held.

Und obendrein total hip, denn der eigene Garten ist das neue Lifestyle-Objekt schlechthin. Nichts ist derzeit so angesagt wie das Werkeln an der eigenen Scholle. Das Nerdmagazin *Wired*, in dem normalerweise nichts Analoges angepriesen wird, hat die Arbeit an der eigenen grünen Oase unlängst zum »häuslichen Terraforming« geadelt. Irgendwelche Vollidioten bepflanzen die Verkehrsinseln vor ihrer Haustür mit Geranien und nennen das »Guerilla Gardening«. Und unzählige deiner domestizierten Kollegen versuchen dir einzureden, dass Gartenarbeit »total befriedigend« ist.

Und es stimmt: Jede Stunde, die du im Frühjahr damit verbringst, Büsche zu beschneiden und umzugraben, trägt im Herbst reiche Ernte – nämlich in der Form von weiteren Stunden Laub zusammenfegen, Unkraut zupfen und Rasen vertikutieren.

Lass dich von dem grünen Gesäusel also nicht täuschen! Gartenarbeit ist und bleibt mit Arbeit verbunden, und zwar mit hirnverbrannter, stupider, scheißanstrengender Arbeit, für die ➛ Aufwärm-Zwang gilt. Deshalb solltest du, wenn überhaupt, in eurer grünen Oase nur ruhende Tätigkeiten ausführen. Die erste Grundregel bei der Gartenarbeit lautet: Wasser, Bier, Benzin und Strom dürfen fließen – Schweiß nicht. Optimal ist etwa das Halten eines Gartenschlauchs. (Hier kannst du obendrein auf jahrzehntelange Zielerfahrung an der Rinne zurückgreifen).

Werkzeuge sind das A und O. Die drohende Pflanzsaison ist ein willkommener Vorwand, um im ➛ Baumarkt Gerätschaften einzukaufen, mit denen theoretisch eine einzelne Person den Amazonas-Urwald auslöschen könnte. Je mehr Watt, desto besser. Nichts verpasst dir einen Adrenalinkick wie das hungrige Vibrieren einer Kettensäge, während du dir vorstellst, das Blatt langsam durch Zombie-Gedärme zu ziehen – statt durch eine Eibenhecke.

Bei aller Begeisterung solltest du es allerdings immer mit *Sichtgärtnern* bewenden lassen. Versuche niemals, das gartenbauliche Problem ernsthaft zu beseitigen! Geh niemals den ganzen Weg! Nein, das Ziel der Gartenarbeit muss sein, ein optisch ansprechendes Ergebnis zu produzieren, das in den Augen der Lady so aussieht, als hättest du dich angestrengt. Die viehische Maloche überlässt du, wenn finanzierbar, bezahlten Profis (➛ Aal-Prinzip).

Hier ein Beispiel dafür, wie dir Sichtgärtnern immens Zeit spart:

Problem: Zwischen den Terrassenfliesen sprießt Unkraut hervor.

Der ganze Weg: Alle Platten (Gewicht pro Stück: 45 Kilo) abheben, das Erdreich darunter mit Unkrautvernichter behandeln, damit dort versteckte Samen keine Chance mehr haben. Dann wieder alle Fliesen auslegen, die Fugen mit Sand füllen, Terrasse fegen. Zeitbedarf: Zwei Wochenenden.

Deine Lösung: Mit einem Propangas-Brenner kurz über die Unkrauthalme zwischen den Fugen drüberstreichen, bis sie abschmoren. Zurück bleibt nur Asche, die der nächste Regen bequem wegspült. Zeitbedarf: Sieben Minuten.

Halt! Aber schießt das Kroppzeug denn dann nicht nach einer Woche wieder zwischen den Fugen durch? Mag sein, doch dann weilst du längst auf einer äußerst wichtigen Geschäftsreise (➛ Fluchtplan), und der bestellte Gärtner muss den Weg zu Ende gehen. Bei der Gelegenheit kann er gleich den Oleander reinholen.

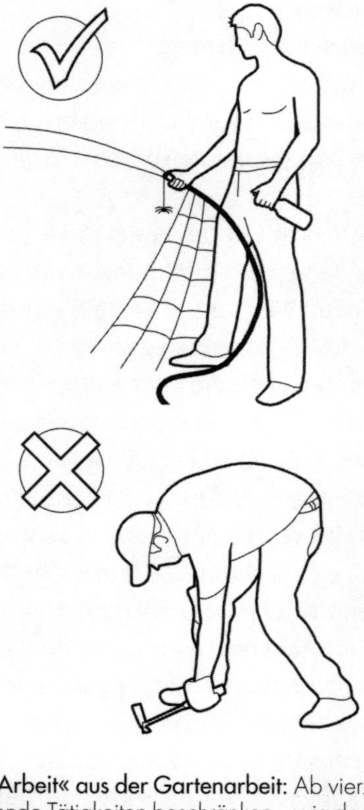

Nimm die »Arbeit« aus der Gartenarbeit: Ab vierzig solltest du dich auf ruhende Tätigkeiten beschränken – wie das Halten eines Schlauchs.

SOZIALALLERGIE

Ein äußerst gewichtiger Grund dafür, dass es Spaß macht, nicht mehr jung zu sein: Man muss keine Leute mehr kennen lernen.

Mann, was war das damals für ein Stress, vor allem im Urlaub: »Wir haben *voll viele Leute* kennen gelernt – es war sowas von geil!« Wer das nicht von seinen Ferien behaupten konnte, war unten durch und galt als totale Spaßbremse.

Diesen Stress musst du dir als Erwachsener nicht mehr geben. Jeder hat Verständnis dafür, dass du im Urlaub nur neue Weinsorten kennen lernst. Und das Schöne ist: Ab vierzig versiegt nicht nur der Strom neuer Bekannter, auch die alten Kumpels verschwinden irgendwie; sie lösen sich geradezu in Luft auf. Das kann an allem Möglichen liegen: Der eine kommt mit einer Zicke zusammen, die dich nicht ausstehen kann. Der andere wird Vater und hat erst in achtzehn Jahren wieder Zeit, einen klaren Gedanken zu fassen, geschweige denn, einen Klaren mit dir zu trinken. Und der Letzte, ja, was ist mit dem eigentlich? »Keule« wurde er in der Schule immer genannt, »Keule macht Beule«, ha-ha, der intellektuelle Quartalssäufer mit einem Faible für Kneipenschlägerei. Wollte immer sofort mit allen »nach draußen« gehen, im Prinzip voll der Proll. Warum hast du mit dem damals überhaupt abgehangen?

Jeder kennt so einen Keule, und die Antwort ist immer dieselbe: Du hast mit ihm abgehangen, *weil du Zeit hattest.*

Und die hast du heute nicht mehr, weil schon seit einer Woche dieser Flyer mit den neuen Großbildfernsehern neben dem Sofa liegt und du ihn dringend durcharbeiten musst (➤ Prospekthyänen). Deshalb rufst du Keule nicht an, genauso wenig wie all die anderen Blutsbrüder.

Deine Lady würde an dieser Stelle, theatralisch, wie sie nun mal ist, einwerfen: »Das ist ja schlimm! Wenn du so weitermachst, wirst du *einsam sterben*!«

Nein, Baby, nicht einsam – ungestört.

SPORT

Dass man ab vierzig total verfettet, lässt sich durchaus verhindern. Mit ein bisschen Willenskraft kann man dem diabolischen Metabolismus die Stirn bieten. Es ist wie immer eine Frage der inneren Stärke: Du musst einfach vom Sofa aufstehen, deine Laufschuhe zuknoten, vor die Haustür gehen – und dich vor den nächsten Bus werfen!

Oder man treibt Sport. Nur ein bisschen regelmäßige Bewegung, das wird dir der Doc bestätigen, und du bleibst für immer schlank. Dass »regelmäßig« ab vierzig »jede freie Minute« bedeutet, verschweigt er in der Regel.

Also: Sport muss sein. Was liegt da näher, als »laufen zu gehen«? Schließlich wirst du im fortgeschrittenen Alter kaum noch jemanden treffen, der nicht »laufen geht«. Es ist die männliche Midlife-Aktivität schlechthin, bei manchen Typen sogar die einzige. Fürs Laufen spricht: Du brauchst so gut wie keine Ausrüstung, bist nicht an Öffnungszeiten von Fitness-Studios gebunden und siehst bei der Ausübung des Sports sogar leidlich cool aus – wenn du nicht gerade vor der roten Fußgängerampel auf der Stelle weiterjoggst.

Doch die Sache hat eine dunkle Seite: Die Sportart Laufen ist offenbar von spätberufenen Studienräten in Geiselhaft genommen worden. Joggen ist zum Lehrersport verkommen. Die Resultate sind desaströs: Laufschulen haben aufgemacht, die die hohe Kunst des Füßevoreinandersetzens lehren. Lauftreffs wurden gegründet, in denen sich laufende Lehrerzimmer zusammenrotten. Man hat Stirnbänder angeschafft und knappe Laufshorts gekauft, die den Blick aufs ungetrimmte Spät-68er-Schamhaar freigeben. Und einmal im Jahr quält sich die große Karawane der Kollegien durch die Innenstadt und verstört die Öffentlichkeit mit 42,195 Kilometern ausgezehrter Unsexyness, auch als »Marathon« bekannt.

Leider haben die Pädagogen hier nicht Schluss gemacht, sondern angrenzende Aktivitäten gleich mit annektiert. Beim Rennradfahren zum Beispiel treffen sich mittlerweile fast nur noch Lehrer, deren Meniskus das Laufen nicht mehr mitmacht. Und wieder ist das Ergebnis eine optische Zumutung: Unförmige Hintern, die sich vierzig Jahre bei Rotwein und Diskursen über Habermas ausruhen konnten, werden jeden Samstagnachmittag in aus Polyester geformte Wurstpellen gezwängt – der Franzose spricht nicht umsonst vom »Peleton« – und arglosen Autofahrern vorgeführt.

Kann man diesen Sportarten überhaupt noch frönen, ohne in den Verdacht zu geraten, selbst Lehrer zu sein? Aber sicher – solange man sie alleine und in völlig ungeeigneter Kleidung ausübt.

STOCKHOLM-SYNDROM

FUCK LATEIN! Wütend hast du diese Worte damals in die Schulbank geritzt! Jede Lateinstunde war für dich die reinste Folter, jeder neue Band »Arsch Latina« 127 Seiten purer Schmerz (das Lehrbuch hieß natürlich *Ars Latina*, aber das sagte keiner). Du hast die Sekunden gezählt, bis du diese Geißel deiner Schulzeit würdest ausmerzen können. Was war das für eine Erleichterung, als du Latein endlich abgewählt hast: Nie wieder *De Bello Gallico* lesen oder sich mit Gerundium, Gerundivum und I-Deklination rumschlagen müssen – herrlich. Endlich war Latein wieder eine wirklich tote Sprache, und das sollte sie bis zum Ende deines Lebens auch bleiben, hast du dir geschworen. Mausetot.

30 Jahre vorspulen – Play. Du stehst vor deinem Kind und erklärst ihm, dass du deine letzten Penunzen zusammengerafft hast, um ihm einen Platz auf dem humanistischen Gymnasium zu beschaffen, wo ab der Fünften Latein gelehrt wird! Und langsam, Wort für Wort, quillt der gleiche Schwachsinn aus deinem Mund, mit dem schon deine Mutter versucht hat, dir die Latein-Tortur schmackhaft zu machen: »Das hilft dir total dabei, andere Sprachen zu lernen.«

So weit zum Thema Stockholm-Syndrom. Ist übrigens Altgriechisch – das Wort Syndrom. Auch eine schöne tote Sprache. Und so hilfreich!

Dein Seitenwechsel von der Geisel zum Folterer beschränkt sich aber nicht nur auf die Sprachwahl. Du reichst alle Schrecken deiner Jugend eins-zu-eins an die nächste Generation weiter (➤ Dad-Flash). Deine Kinder müssen im Urlaub wandern, vorzugsweise um die Mittagszeit und zu einem – aus der Sicht eines Heranwachsenden – maximal langweiligen Ort: einem Aussichtspunkt. Danach werden antike Kunstschätze begutachtet, Museen mit mittelalterlicher Sakralkunst sowie romanische Kirchen besucht. Da kann man dann gleich mal testen, ob die kleinen Lateiner auch schon die römischen Jahreszahlen lesen können!

Teilzeit-Ignoranz

Alles zu wissen war immer das Wichtigste in deinem Leben – wie bei allen Jungs. Das fing schon auf dem Schulhof an: Wer nicht aus dem Effeff wusste, wie viel »U-Min« der Lamborghini Countach schafft, war schlichtweg »der Hingsen«, also der Totalverlierer. Und bei wem die Höchstgeschwindigkeit der Lockheed Blackbird nicht wie aus der Pistole geschossen kam, brauchte vor der Schulhofbank, wo Quartett gespielt wurde, gar nicht erst aufzulaufen.*

Mit dem ersten Flaumbärtchen bekam die Sache eine neue Richtung. Auf einmal ging es nicht mehr darum, alles zu wissen, sondern alles zu probieren und möglichst viel Neues zu erleben. Das hat dein Leben auf einen Schlag ziemlich unentspannt gemacht, weil es zum Beispiel plötzlich nicht mehr reichte, aus dem Italienurlaub ein paar Burago-Autos mitzubringen. Nein, einzigartige E*rfahrungen* mussten her.

Also hast du Interrail gemacht und jeden Shit geraucht, den dir jemand vor die Nase hielt, selbst wenn es nur kleingebröselte Fisherman's Friend waren. Ihr standet stundenlang vor Clubs an, die sich als nach Klosteinen stinkende Bruchbuden entpuppten, einzig und allein, weil irgendein Freund eines Kumpels be-

* Die Antworten: 7000 U/Min., Mach 3,3.

hauptet hatte, dieser oder jener Laden sei »total insidermäßig«. Und natürlich musste mit jedem stinkenden Penner ein Schwätzchen gehalten werden – er könnte schließlich ein verkappter Bukowski sein! Im Endeffekt habt ihr von dem Gelalle nie was verstanden, doch darauf kam es auch gar nicht an. Hauptsache, das Ganze fühlte sich irgendwie »existentialistisch« an.

Heute kannst du dich zurücklehnen: Du brauchst nicht mehr alles zu wissen, zu probieren, zu erleben. Nein, mit vierzig gönnst du dir ab und zu den Luxus, dem Neuen aus dem Weg zu gehen. Der reife Mann pflegt die Teilzeit-Ignoranz.

Auf Geschäftsreise zum Beispiel. Du kennst das: Im Kalender steht der Trip nach Timbuktu, aber du hast gar keine Lust auf Timbuktu, obwohl du noch nie da warst. Als braver Business-Kaspar steigst du natürlich trotzdem ins Flugzeug und sitzt fünfzehn Stunden später in Timbuktu. In deinen Dreißigern, als du neu im Job warst, hättest du dich danach total aufgerieben, um dir zwischen den Terminen noch die Stadt anzugucken. Und heute? Fährst du mit dem Taxi ins Hilton, bestellst dir Essen mit möglichst geringem regionalem Einschlag aufs Zimmer, schaust den ganzen Abend BBC World und fliegst nach drei Tagen zurück, ohne auch nur einen Quadratmeter Timbuktu betreten zu haben.

Die totale Ignoranz? Klar. Geht aber völlig in Ordnung, solange sie nicht zum Vollzeitjob wird.

TRENDIMMUNITÄT

»Trägt man das jetzt so?« Diese Frage hast du dir zuletzt in den Nullerjahren gestellt, als die ersten Männer anfingen, den Kragen ihres Polohemds im Sommer hochzustellen. Sah das nicht völlig idiotisch aus? Klappen nicht nur totale Susis ihren Kragen hoch? (Der Verdacht sollte sich später bestätigen.)

Solche Fragen rauben dir in Zukunft nicht mehr den Schlaf. Denn ab vierzig ist man offiziell trendimmun. Du kannst machen, was du willst (➤ My-Way-Methode). Ob das Sakko, der Popsong oder der Sessel angesagt ist oder nicht, spielt für dich ab sofort keine Rolle mehr.

Trendimmunität ebnet den Weg für ganz wunderbare Sachen. Du kannst zum Beispiel Karaoke singen, geblümte Duschvorhänge verwenden, Abba-CDs offen ins Wohnzimmerregal stellen oder zu ihnen tanzen – wenn nötig, sogar mit hochgeklapptem Hemdkragen.

UNSCHÄRFEN

Im Grunde genommen lässt sich die Frage »Bin ich alt?« kinderleicht beantworten. Der alles entscheidende Hinweis steckt in folgendem Satz:

Du fährst gleich zur Tanke und kaufst dir eine Lesebrille, du alter Sack!

Wie jetzt? Obwohl du mit der Nase direkt vor den Buchstaben klebst, kannst du den Satz nicht entziffern, weil dadurch alles nur noch unschärfer wird? Dann ist es so weit: Du hast offiziell das Greisenalter erreicht. Diagnose: Alterssichtigkeit. Es kann nur noch wenige Sekunden dauern, bis du dich bei einem Kellner darüber beschwerst, dass die Buchstaben auf der Karte ungefähr so groß sind wie Einzeller (Zitat: »Wer soll das denn lesen können?«).

Die logische Konsequenz ist brutal. Sie heißt: Lesebrille!

Wenn du so ein Teil zum ersten Mal aufsetzt, ist das etwa so, als ob eine thermonukleare Detonation über deine Restjugend hinwegfegt und der Geist des Rock-'n'Roll still und leise für immer deinen Körper verlässt. Die Welt um dich herum sieht dann zwar wieder scharf aus, du aber nie wieder.

Mit Lesebrille auf der Nase ist es unmöglich, auch nur irgendwie lässig zu sein. Selbst wenn du das nigelnagelneueste Smartphone aus der Tasche ziehst: Sobald du die Lesebrille aufsetzt, um das Display zu erkennen, ist alles vorbei. Niemand, den du über den Rand der Sehhilfe hinweg anschaust, wird auch nur den Funken eines Zweifels daran haben, dass du schon mit einem Bein im Grab stehst.

Mit einer Lesebrille wirklich gut auszusehen, gelingt genau zwei Menschen auf diesem Planeten:

– dem Weihnachtsmann, natürlich gespielt von Sir Richard Attenborough

– dieser heißen Lehrerin, die in jedem zweiten Porno mitspielt und alle bösen Buben in der Klasse beim Nachsitzen mit einem Blowjob »bestraft«.

Was sind deine Optionen? Du kannst die Unschärfe so lange wie möglich hinauszögern, bis zu dem Punkt, an dem du im Restaurant in die Menükarte der Leute am Nachbartisch schauen musst. Alternativ bietet sich ein Investment in Bifokallinsen an, mit denen man gleichzeitig gut weit und nah sehen kann. Oder du steigst ins Weihnachtsbusiness ein.

UNTERSUCHUNGSORGIEN

Sobald ein Mann sein Bergfest gefeiert hat, ist er nicht mehr gesund, sondern höchstens »beschwerdefrei«. Das ist nicht das Gleiche wie gesund, sondern bedeutet lediglich, dass das nächste Leiden noch nicht festgestellt wurde.

Wer ist eigentlich schuld daran, dass man ab vierzig ständig kränkelt?

Die Antwort ist simpel: Ärzte natürlich! Würden die bei alten Leuten nicht so verdammt genau hinschauen, wären sie alle noch jene sorglosen Hüpfer, die sie mit 39 gewesen sind.

Wenn du früher zum Arzt gingst, hat dir der Doc einmal tief in die Augen geschaut und dich mit einer Packung Aspirin wieder nach Hause geschickt. Heute

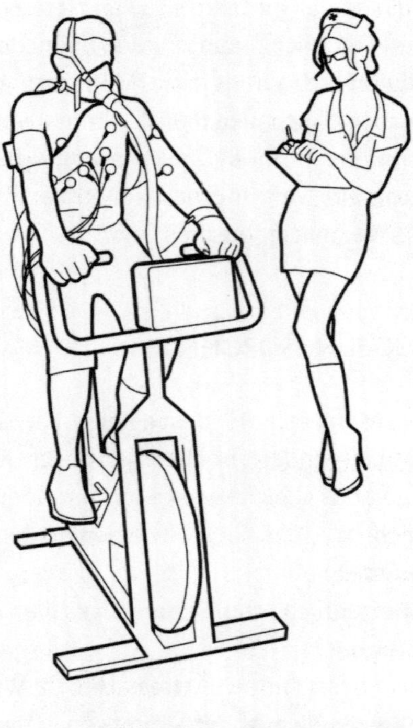

Reife Prüfung: Ist man über vierzig, will der Arzt »alles ausschließen«. Zum Beispiel, dass der Patient nur den Funken einer Chance bei seiner Sprechstundenhilfe hat.

krempelt er die Ärmel hoch und probiert seinen gesamten Maschinenpark an dir aus. Ab vierzig könne man »nichts ausschließen«, heißt es dann.

Ausgeschlossen ist zumindest eines – nämlich, dass die Krankenkasse für die folgende Untersuchungsorgie zahlt: Großes Blutbild, Ganzkörper-Computertomografie-Scan, Belastungs- und Langzeit-EKG – kein Gerät bleibt ungenutzt, keine Körperöffnung unerforscht. Nach der fünften Untersuchung quellen so viele Strippen aus deinem Körper, dass du wie ein gerupfter Cyborg aussiehst. Das klingt zunächst ganz interessant, hindert dich aber daran, einer sehr wichtigen Lebensaufgabe nachzugehen, nämlich die Sprechstundenhilfe anzubaggern. Als laufender Kabelbaum ist es nämlich verdammt schwierig, cool rüberzukommen.

UNTERTOUREN

Nur weil keine »3« mehr vorne im Lebensalter steht, muss man nicht automatisch einen Gang runterschalten. Au contraire: Ab sofort wird es täglich wichtiger, einen Gang *hoch*zuschalten – weil dadurch weniger Sprit verbraucht wird! Genau das ist in Zukunft nämlich dein klammheimliches Ziel.

Vorbei die Zeiten von PS-Geprotze und total geheimen Tuning-Tipps á la »Du musst nur ein paar Spritzer

Nitro in den Tank hauen, dann geht dein Fiesta ab wie'n Zäpfchen!«. Ab sofort interessiert dich auf dem Tacho nur noch eine Anzeige – die für den momentanen Spritverbrauch.

Wie das Kaninchen die Schlange fixierst du die flackernden Ziffern: Was – 4,3 Liter auf 100 Kilometer? Das geht noch besser! Und so feilst du Kilometer um Kilometer an deiner Strategie zum verbrauchsarmen Fahren, während sich die Idioten hinter dir die Finger blutig hupen.

Einen total ausgebufften Spritsparplan haben übrigens fast alle Kollegen in deinem Alter. Frag einfach mal nach! Natürlich werden sie es nicht sofort zugeben, aber sobald die erste Scham verflogen ist, sprudeln die Tipps geradezu aus ihnen raus: »Den ersten Gang nur in absoluten Notfällen einlegen, zum Beispiel wenn der Wagen in Treibsand feststeckt!« Oder: »In der 30-Zone bis in den Sechsten hochschalten – die Kiste muss so niedrig drehen, dass du die Zündkerzen theoretisch von Hand anstecken könntest!«

Frauen, die man gerade kennen gelernt hat, kann man mit solchen Untertouren meist wenig imponieren. Wie fast alle Dinge, die einem Mann den Spätsommer des Lebens vergolden, lassen sich auch Spritspar-Rekordfahrten am besten einsam genießen.

Väter

Ab vierzig ist man fast nur noch von Kollegen umgeben, die sich fortgepflanzt haben. Wobei Vater nicht gleich Vater ist. Das moderne Familienoberhaupt taucht seit Neuestem in zwei Versionen auf. Mit welchem Exemplar es sich lohnt abzuhängen, zeigt dieser Vergleich:

1. **Neue Väter.** Angeblich die letzte Stufe in der Evolution des Mannes. *Neue* Vatertiere haben sich viel vorgenommen – sie wollen Windeln wechseln, Zäpfchen abfeuern und sich nicht wie ihre alten Herren auf Dienstreise absetzen. Sie suchen nach Perfektion. *Neue* Väter wälzen schon vor der Geburt medizinische Fachzeitschriften, um den Schnuller zu identifizieren, der die neuronale Entwicklung am besten fördert. Sie verabreichen nur natriumarmes Mineralwasser und sprechen bereits mit dem Säugling Englisch, auf dass er oder sie sich zum erfolgreichen Global Player mausert. Auch nach der Kindergartenzeit lassen *neue* Väter keine Gelegenheit aus, sich total zum Heinz zu machen: An die Haustür wird ein vom Kind verhackstücktes Namensschild aus Salzteig gepappt, den Anrufbeantworter lassen sie vom Blag besprechen, und zu Weihnachten schicken sie dir ein Foto, auf dem es eine Weihnachtsmannmütze trägt. Empfehlung: Fernhalten.

2. **Normale Väter.** Menschliche Trümmerhaufen, die mit durchgescheuerten Sakkoärmeln durch die Welt wanken, finanziell aus dem letzten Loch pfeifen und jeden Sommer völlig arbeitsreif aus dem Urlaub zurückkommen. N*ormale* Väter tun all das, was Väter schon immer getan haben. Sie setzen auf Butterkeks statt Reiswaffel, besuchen Hüpfburgen statt Baby-Yoga und schläfern ihre Babys nach bewährter Manier mit einer guten alten Rundfahrt im Auto ein. Von den Perfektionisten aus den Balsamico-Bezirken dieser Republik lassen sie sich nicht kirre machen. Perfekte Erziehung ist nicht ihr Ding. Sie wissen, dass Kinder vor allem eine gesunde Vernachlässigung brauchen, und wenn sie geschickt sind, nennen sie das »Freiräume schaffen«. Vor allem aber realisiert der geistig gesund gebliebene Erbgutspender frühzeitig, was die Umwelt über die Frucht seiner Lenden wirklich wissen will – nämlich nichts. Nachdem sie die Geburtsanzeige verschickt haben, fahren *normale* Väter ihre Informationspolitik deshalb auf das absolute Minimum zurück. Danach kommen Durchsagen nur noch im Abstand von circa 17 Jahren, und dann auch nur das Nötigste wie »… hat den Führerschein gemacht« oder »… ist jetzt aus dem Knast raus«.
Empfehlung: Gib ihnen einen aus. Sie können es brauchen.

Waltons-Test

Hier der ultimative Test, mit dem sich herausfinden lässt, ob die Frau, die mit dir jetzt noch in die Kiste steigen will, wirklich den adäquaten Jahrgang hat:

Flüster ihr kurz vor dem Einschlafen ins Ohr: »Gute Nacht, John-Boy«.

Hat sie nie die »Waltons« im TV gesehen und antwortet nicht »Gute Nacht, Jim-Bob«, sollte dein Jahres-Abstandswarner Alarm schlagen. Am besten in ➛ MILF-Gefilden weitersuchen oder auf Abi-Jahrgänge umsteigen, die mit »19« beginnen.

Was beweisen

Typisch für das finstere mittlere Alter ist der Drang, es nochmal allen zu beweisen. Er übermannt dich kurz nach dem vierzigsten Geburtstag, und du kannst ihn nur austreiben, indem du läufst (➛ Sport) – je weiter desto besser.

Und es funktioniert! Dein erster Marathonlauf zeigt wirklich, was in dir steckt: Nämlich eine zimperliche Kniescheibensehne und ein Herz-Kreislauf-System, das ausschließlich auf Sitzen ausgelegt ist. So kommt deine Selbstbeweisführung bei Kilometer 17,9 zu einem jähen Ende – Diagnose: Greis-Lauf-Kollaps. Sehr unschön, peinlich und vermeidbar. Wenn du unbedingt rennen willst, spiel am Rechner *Counter Strike* und halte die Shift-Taste permanent gedrückt.

WAS UNNÖTIG ALT MACHT

Es gibt einige Dinge, die dich ohne Not greisenhaft erscheinen lassen. Achte zum Beispiel auf folgende Anzeichen vorzeitiger Senilität:

- **Nicht wissen, was Dinge kosten.** Typisch für alte Leute ist, dass sie den Kontakt zur Preisrealität verlieren. Sie wollen einfach nicht wahrhaben, dass Dinge heute teurer sind als früher – übrigens auch Menschen, die BWL studiert haben und es eigentlich besser wissen müssten. Mit diesen Inflationsleugnern shoppen zu gehen ist der reinste Albtraum, weil auf sie hinter jeder Ecke eine böse Überraschung wartet. »Was? Das Kümmelbrötchen kostet 40 Cent? Das ist ja …« – Achtung: Jetzt kommt die obligatorische Oldie-Umrechnung – »… fast eine Mark.«
- **Ständig über das Alter reden.** Sich unter Zauseln die eigenen vorsenilen Macken vorzuhalten, geht klar – aber auch nur da. Andere Leute interessiert dein Alter nicht. Außerdem niemals vergessen: Witze, die

das Wort »Prostata« enthalten, finden bei jüngeren Generationen nur selten Anklang.

- **Sich über Kabelsalat aufregen.** Wobei es nicht unbedingt der Kabelsalat sein muss. Jeder Griesgram pflegt seinen eigenen Lieblingsfeind: Was dem einen sein Kabelsalat, ist dem anderen die fehlende Bedienungsanleitung oder zu kleine Tasten auf dem Handy. Über diese Kleinigkeiten wird sich so lange aufgeregt, bis die Zornesfalten nur noch mit Botox weggehen. Im Leben sollte – wie im Videospiel – gelten: Je länger man durchhält, desto *größer* werden die Gegner.
- **Denken, dass sich Sachen reparieren lassen.** »Gibt es dafür keine Ersatzteile?« Wie oft müssen sich die armen Servicekräfte im ➤ Elektronikmarkt diesen bescheuerten Satz wohl jeden Tag anhören? Nur weil ein von der Midlife-Crisis geschüttelter Post-Vierziger denkt, dass man seinen MP3-Spieler, der schon neu nur zehn Euro bei Aldi gekostet hat, reparieren kann. Diese Kollegen kapieren einfach nicht, dass alle kleinen Silberkästchen, die noch vor fünf Minuten unbezahlbare Hightech-Heiligtümer waren, heute weniger wert sind als der Dreck unter ihren Fingernägeln. Deshalb hier nochmal ganz deutlich: Das letzte »Ersatzteil« für ein Elektronikprodukt wurde auf diesem Planeten am 16. Juni 1998 hergestellt. Seitdem wirft man kaputte Sachen weg – okay?

ZAUSEL

Bist du schon ein Zausel? Hier ein Kurztest: Du bist definitiv kein sabbernder, schwanzgetriebener Greis, wenn …

- du die Kassiererin im Supermarkt um »zwei große Tüten« bittest und ihr dabei immer noch in die Augen sehen kannst.
- du einem Kollegen erklärst, dass sich die junge, extrem heiße Praktikantin in deiner Abteilung ihrer Freizeit dem »Springreiten« widmet – und du den Satz hier beendest.
- du die Worte »Morgen« und »Café Latte« ohne Kichern in einem Atemzug verwenden kannst.
- du in der Lage bist, die Verkäuferin im Outdoor-Laden zu fragen, wie man das Zelt aufbaut.
- du deinem Kind erklärst, dass der Ritter »sein Schwert in die Scheide steckt«, ohne vor Lachen vom Stuhl zu fallen.

ZIPPERLEIN

Eine kleine körperliche Unpässlichkeit, die den jungen Körper circa einmal im Jahr heimsucht – und dich ab sofort täglich.

Ja, in Zukunft bringt jede aufgehende Sonne ein

neues kleines Zipperlein mit. An einem Morgen kannst du den Hals nicht mehr bewegen, weil du tags zuvor bei einem Kumpel fünf Minuten im Cabrio mitgefahren bist. Am nächsten klebt das linke Auge zu, weil sich durch den Zug die Bindehaut entzündet hat. Und da dein Immunsystem mit dieser Attacke bereits völlig überfordert ist, detoniert am dritten Morgen ein Herpesbläschen auf deiner Lippe. Kurzum: Die Ein- und Ausschläge kommen näher.

Die meisten Zipperlein suchen dich einfach so heim, ohne speziellen Anlass. Und da dein Körper fortan nicht mehr nur eine Nacht braucht, um Defekte zu beheben, sondern eine ganze Bundesligasaison, werden Zipperlein zum Dauerzustand. Ab vierzig gilt eben die alte Weisheit: Wem morgens nichts weh tut, der ist tot.

Richtig runterziehen können dich die Zipperlein letztendlich aber nicht, denn es sind ja keine echten Krankheiten! Dieser kleine rhetorische Kunstgriff macht es dir möglich, dich mit deinen Kumpels ab sofort ganz locker über körperliche Leiden auszutauschen. Alles wird einfach zum Zipperlein deklariert, so stehst du niemals als Jammerlappen da. Anwendungsbeispiel:

DEIN KUMPEL: »Hey Alter – wo ist dein Bein hin?«

DU: »Ach, ist nur ein Zipperlein.«

ZUG (ABGEFAHREN)

Gegen Ende noch ein kleiner Realitätscheck. Bei ➛ Ehemaligentreffen wird dir zwar jedes Lügenmaul einreden, vierzig sei »kein Alter«, doch mal ehrlich: Die Welt steht einem in der zweiten Halbzeit nur noch halb offen. Höchste Zeit also, sich von einigen Vorhaben zu verabschieden, aus denen garantiert nichts mehr wird:

- Einstieg als Stripper bei den Chippendales
- Karriere als Bundesliga-Fußballer (auch nicht als Torwart!)
- Beim Friseur als Haar-Model arbeiten
- Deutschlandmeister bei einem Videospiel werden, das schnelle Reaktionen verlangt
- Es in Hollywood schaffen (deine Altersnische hat Armin Müller-Stahl schon besetzt).

ZUKUNFT

Zum Schluss zur alles entscheidenden Frage, auf die du all die Seiten warten musstest:

»Wie sieht meine die Zukunft aus, jetzt, wo ich vierzig bin?«

Ganz egal, wie mies der ein oder andere Punkt auf den vorherigen Seiten geklungen haben mag, die Antwort lautet: Cool.

Ja, deine Zukunft sieht verdammt cool aus. Denn eigentlich hat es massenhaft Vorteile, diese lästige erweiterte Kindheit – wie Psychologen die 30er schon nennen – hinter sich zu lassen. Zum Beispiel denkt jedermann auf einmal, du seiest kompetent, nur weil dir die Haare ausgehen oder grau werden – bizarr. Außerdem gibt viel mehr leckeres Essen, leckere MILFs und ohne Ende bezahlte Wellness-Dienstreisen. Endlich hört auch der Erlebnis-Terror auf, Moden darf man guten Gewissens auslassen, und lästige Arbeiten erledigen jetzt andere – es sei denn, Aufsitzrasenmäher oder Hochdruckreiniger sind im Spiel.

Obendrein kannst du dir mit vierzig Dinge erlauben, die früher völlig undenkbar waren: Der reife Mensch nimmt zum Beispiel ein alkoholisches Getränk zu sich und spuckt es freiwillig wieder aus! Früher hätte es dafür Klassenkeile gegeben, heute nennt man das Weinprobe. Von hier ist es nur noch ein kleiner Schritt bis zur ersten Kreuzfahrt – inklusive Cocktail, in dem allen Ernstes ein Schirmchen steckt.

Eines ist auch klar: In der zweiten Halbzeit wird nicht müde rumgekickt! Schließlich kommt deine Ü40-Mannschaft aus den Achtzigern, einem Jahrzehnt, in dem das Wort »dezent« nicht existierte. Das verpflichtet! Nein, von den Kindern der Neuen Deutschen Welle wird die Welt noch was hören. Hier rücken keine beigefarbenen *Best Ager* (Neudeutsch für Halbtote) nach, sondern Menschen, die insgeheim schon immer dachten, sie seien der »König von Deutschland«. Die neuen Vierziger kommen breit daher wie Schulterpolster von Hugo Boss, protzig wie ein Porsche 959 und immer umweht von einem ordentlichen Hauch Chanel Égoïste. Das alles – und noch viel mehr – wird die Welt zu spüren kriegen.

Doch cool alt zu werden besteht natürlich aus mehr, als die Car-sharenden Zwanziger am Auspuff deiner

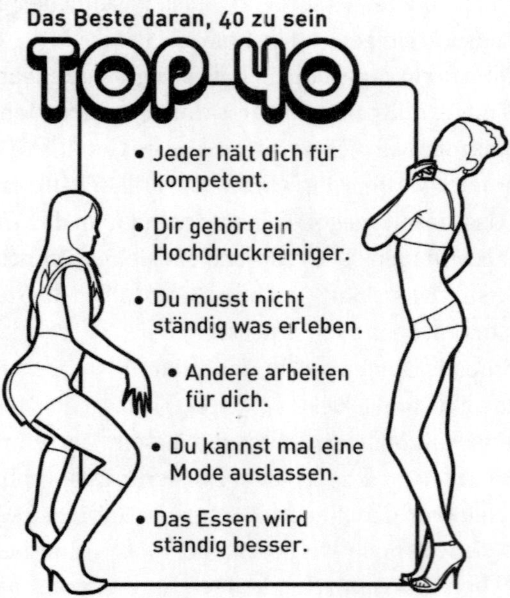
Das Beste daran, 40 zu sein
TOP 40
• Jeder hält dich für kompetent.
• Dir gehört ein Hochdruckreiniger.
• Du musst nicht ständig was erleben.
• Andere arbeiten für dich.
• Du kannst mal eine Mode auslassen.
• Das Essen wird ständig besser.

Harley schnuppern zu lassen – so schön das auch sein mag. Das alles sind nur Oberflächlichkeiten. Das wirkliche Geheimnis des entspannten Älterwerdens liegt viel tiefer – und ist im Prinzip doch ganz banal: Im Alter weicht die Angst davor, irgendwie peinlich rüberzukommen, der Gewissheit, es ohnehin zu sein. Das befreit ungemein.

Wenn diese Erkenntnis erst mal gesackt ist, wirst du nicht nur cool altern, sondern auch das letzte Mysterium deines Lebens entschlüsseln. Diese eine Frage, von der du nicht mehr loskommst und die dich seit gut dreieinhalb Jahrzehnten umtreibt. Sie lautet:

Warum zum Teufel haben meine Eltern 1986 im Ferienclub damals in aller Öffentlichkeit beim Gästetanz mitgemacht? War ihnen denn völlig egal, was die Leute dachten?

Jau, es war ihnen scheißegal. Und dir hoffentlich bald auch.

Darauf einen Drink – natürlich mit Schirmchen drin.

ENDE

Danksagung

Der Autor dankt folgenden, überhaupt nicht alten Menschen: Irina, Judith-Maria, Tim, Werner, René, Falk, Klaus und natürlich Peter und Monika.

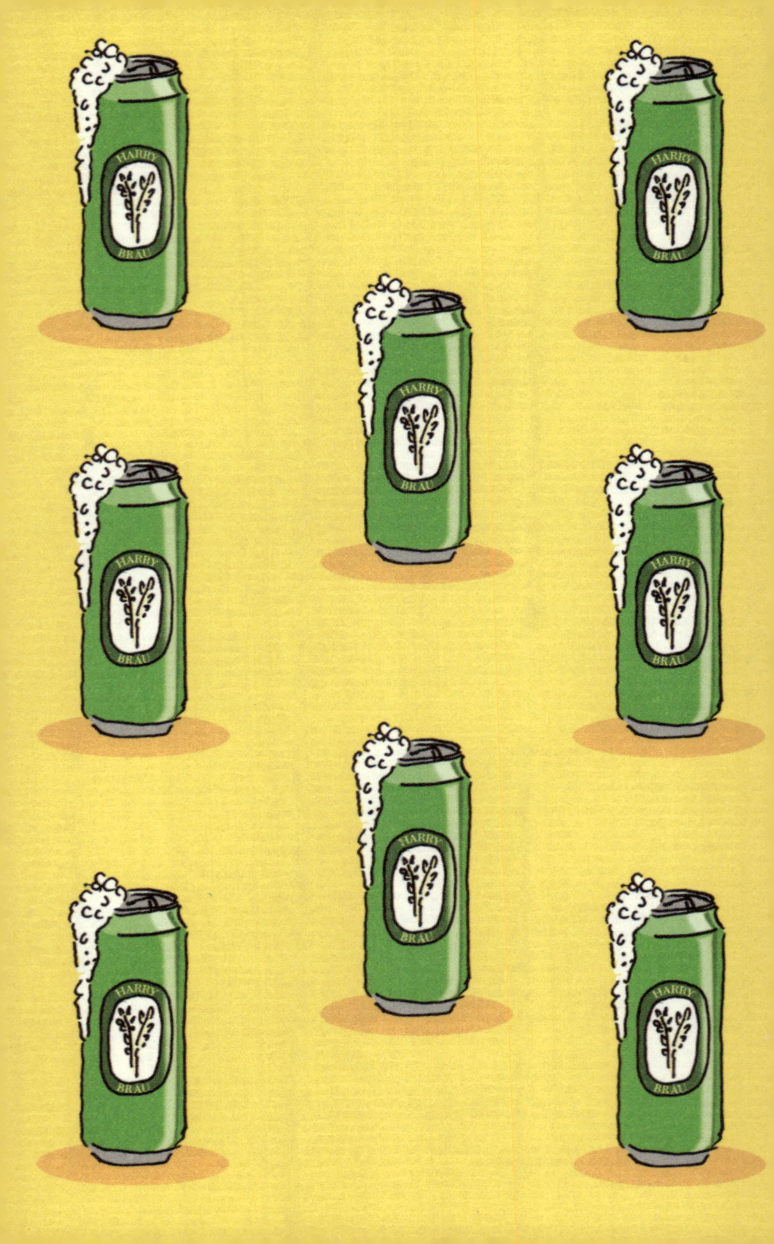
HARRY
BRAU